LE BOUVIER FRANÇAIS

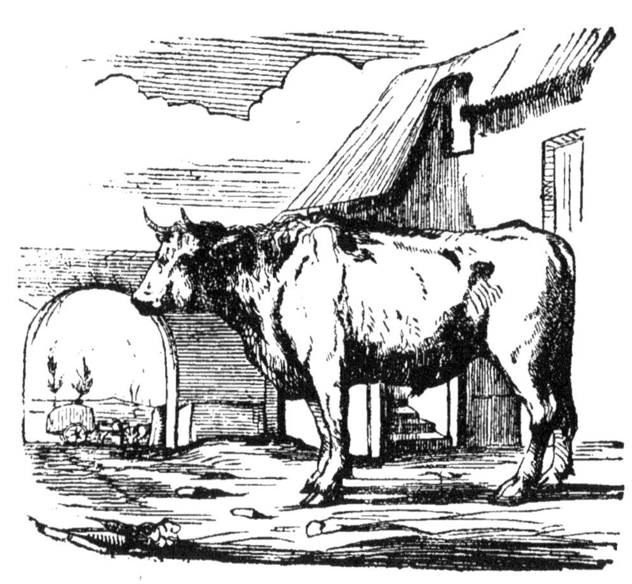

Paris. — Typographie de Gaittet et Cie, rue Gît-le-Cœur, 7.

LE

BOUVIER FRANÇAIS.

MANUEL COMPLET

DE

L'ÉLEVEUR DE BESTIAUX

ET

TRAITÉ DE LA MÉDECINE PRATIQUE, DES BÊTES A CORNES, DES BÊTES A LAINES, ETC.

SUIVIS D'INSTRUCTIONS POUR ÉLEVER, NOURRIR, ENGRAISSER TOUS LES ANIMAUX DE BASSE-COUR, ET GUÉRIR LEURS MALADIES.

Par M. HENRI de DOMBALE (Meurthe).

Auteur de la Maison Rustique Francaise.

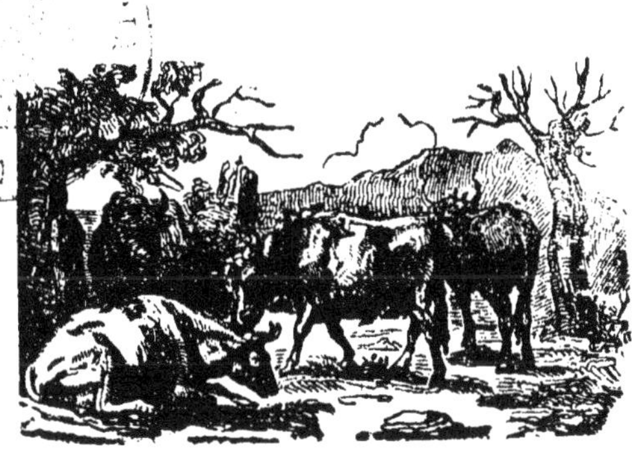

PARIS

LIBRAIRIE POPULAIRE DES VILLES ET CAMPAGNES

Rue du Paon-Saint-André-des-Arts, 8

1855

LE

BOUVIER FRANÇAIS.

DU BÉTAIL ET DES BESTIAUX.

Considérations générales.

On comprend sous la dénomination générale et synonyme de bétail et de bestiaux tous les quadrupèdes que l'homme a rendu domestiques, et qui servent à sa nourriture ou à l'agriculture. De ce nombre sont les chevaux, ânes, mulets et plus particulièrement les bêtes bovines, les les bêtes à laine, les cochons, etc.

La prospérité de l'agriculture est en proportion du nombre de bestiaux que le sol peut nourrir ; leur multiplication féconde les guérets, qui, sans fumiers, seraient maigres et stériles, et leurs produits en chair, en lait et en laine forment une partie importante du revenu.

Qualités générales à rechercher dans le bétail.

Jetons un coup d'œil général sur les principes généraux de l'éducation du bétail, nous en ferons ensuite l'application à chaque espèce d'animaux domestiques.

Les qualités qu'il importe le plus de considérer dans le bétail sont la *taille*, les *formes.*, la *vigueur*, et la *fécondité*; nous traiterons, à l'article *engraissement*, les autres considérations qui s'y rapportent plus particulièrement.

Le cultivateur, ne pouvant que jusqu'à un certain point modifier la nature de ses pâturages, doit donc combiner avec leur qualité l'espèce d'animaux qu'il veut y entretenir.

Les herbages gras et abondants permettent d'y entretenir des troupeaux de grande taille ; mais comme les individus de qualité inférieure et médiocre sont plus communs, on donne la préférence généralement aux bestiaux de taille moyenne, et même de petite taille, qui s'accommodent de presque toutes les pâtures. En général, on doit profiter de tous les avantages de sa position ; car il y a perte où tout n'est pas employé, et particulièrement quand les animaux ne sont pas en rapport de taille avec la qualité du sol. Il faut en outre ne pas négliger d'améliorer la terre autant que possible, si l'on veut que les animaux qu'elle nourrit ne puissent dégénérer.

Les formes doivent varier selon chaque destination, excepté dans le bœuf qui exige la réunion de celles convenables à sa double destination d'animal de travail et d'engraissement, ou du moins qui ne le rendent pas impropre à l'une ou l'autre, d'après le choix que le propriétaire fait dans son intérêt. Les données générales sur les formes et les proportions, qui établissent l'harmonie entre toutes les parties d'un même animal, sont : la poitrine large, les jambes plutôt courtes que longues, la tête légère, les reins droits, les os petits, les côtés ronds, les mouvements libres.

Quoique les espèces s'acclimatent et se fassent aux localités, la vigueur est une qualité si précieuse dans les animaux, qu'il est très avantageux de choisir celles qui la possèdent naturellement, et qui proviennent d'un pays, d'un canton analogue à celui où l'on les transporte.

Les signes qui annoncent la vigueur sont : la vivacité, l'ardeur, l'œil éclatant, la taille peu élevée, le poil rude, excepté dans les races de pur sang, une couleur foncée.

La fécondité est non moins profitable que les autres qualités, et si son absence ne tient pas aux circonstances dans lesquelles l'animal se trouve, sous le rapport de la nourriture ou du logement, après s'être assuré si elle provient du mâle ou de la femelle, on ne balancera pas à s'en défaire ou à le soumettre à l'engraissement auquel il est ordinairement propre. Les jumeaux sont moins considérés que les autres productions dans le choix des animaux de reproductions.

Vues générales sur l'entretien du bétail.

On préfère justement les espèces dont la croissance est rapide, autant que cette qualité ne nuit pas à la beauté des formes et à la vigueur.

Après le choix des animaux, on doit considérer que les divers avantages qu'on en tire, tels que leur multiplication, leur vente dans l'état d'engraissement, celle de leurs produits, leur travail, dépendent absolument de leur parfaite santé, qui dépend à son tour principalement ·

1° D'une nourriture choisie, suffisante et réglée ;

2° Des soins qu'on prend de l'animal ;

3° Du repos qu'on lui accorde ;

4° De la salubrité des eaux ;

5° De la température de l'air auquel ils sont exposés.

L'expérience conseille de conserver seulement le fourrage sec nécessaire pour fournir abondamment le bétail pendant l'hiver et durant les pluies d'éte, et de faire manger l'autre partie en vert.

Il faut faire boire les bestiaux le matin de bonne heure, et tard le soir, mais toujours après qu'ils auront mangé; leur donner à manger trois fois dans la journée, le matin, à midi et le soir, en partageant les rations en quatre ou cinq portions distribuées de quart-d'heure en quart-d'heure, au fur et à mesure qu'elles sont consommées, si ce n'est à midi qu'on pourra donner une demi-ration partagée en deux.

On ne fauchera l'herbe qu'après que les plantes les plus précoces auront commencé à perdre les fleurs, et celle des prairies artificielles que lorsque leurs boutons à fleurs auront paru.

On mêlera du foin avec l'herbe quand on commencera à nourrir le bétail au vert. On évitera de donner l'herbe coupée pendant la pluie ou lorsqu'elle sera trop humide, surtout si elle est grasse et succulente, et alors on la remplacera nécessairement par du fourrage sec, ou par des plantes gramminées, en les choisissant parmi celles qui se rapprochent de l'avoine par la disposition de leurs fleurs et de leurs grains.

Il faut que les animaux ne manquent jamais d'eau, ou que l'on mêle de temps à autre à leur nourriture des aliments aqueux ; on aura soin de secouer le foin et de l'humecter avant de le mettre dans les rateliers.

Toutes les variations subites dans le temps, dans la nourriture, le changement d'eau, le défaut d'appropriation des aliments avec l'état de l'atmosphère, sont les causes les plus ordinaires des maladies.

Pour prévenir les inconvénients des changements d'eau, on jette, pendant les premiers temps, dans la boisson une poignée de farine d'orge, de son, ou de sel.

Cette dernière denrée, administrée sans excès, plaît à tous les animaux et entretient leur santé, principalement si l'herbe qui leur est fournie est intérieurement aqueuse et provient d'un sol humide.

Des végétaux propres à la nourriture du bétail.

Les feuilles d'amandiers engraissent les moutons ; celles de tous les poiriers, pommiers, cerisiers, griottiers, pruniers, groseillers, framboisiers, cognassiers fraîches ou sèches. Les émondes de ces arbres, après la taille et avant la sève du mois d'août, séchées à l'ombre, dans un endroit sec et préservées de la moisissure, servent pendant l'hiver, lorsque les animaux ne peuvent sortir de l'écurie, en même temps que les branches des arbres fruitiers toujours verts; les pins, sapins, genèvriers, que, par cette raison et d'autres considérations particulières, on ne coupera qu'au moment où le besoin l'exige et que l'on portera immédiatement aux animaux,

On ne doit recourir aux genévriers que dans un besoin pressant ; l'animal, il est vrai, mange avec plaisir les jeunes pousses du printemps ; mais, dans l'arrière-saison, les feuilles sont trop piquantes, et encore plus dans l'hiver. Il faut alors les faire tremper dans l'eau pendant vingt-quatre heures, pour les ramollir. L'olivier que l'on taille tous les deux ans, fournit, par ses feuilles, une nourriture succulente aux moutons, dans un temps où les pâturages sont encore peu abondants ; et dans l'automne, les bergers ont le plus grand soin de conduire furtivement leurs troupeaux sous les oliviers, pour leur faire dévorer les olives tombées par terre. Ce serait un demi-mal, s'ils ne secouaient pas les branches de l'arbre.

Parmi les arbres fruitiers qui perdent leurs feuilles en hiver, le hêtre ou fayard en fournit de bonnes pour tous bestiaux ; son fruit engraisse singulièrement les cochons ; mais sa grande abondance leur est nuisible. Il ne faut pas négliger toutes les espèces de bruyères, et surtout la bruyère en arbre. Dans les provinces où elle croît, les bœufs, les chevaux, les mulets, la mangent avec avidité. Le mouton ne dédaigne pas des feuilles encore vertes de l'aulne, du sureau. Les feuilles du frêne ont leur mérite ; il est à craindre cependant que des mouches cantharides, attirées par l'espèce de manne qui suinte sur cet arbre, ne restent attachées sur ses feuilles. Il en est ainsi de l'ormeau. Les moutons aiment singulièrement les feuilles et les fruits du maronnier d'Inde.

Il n'en est aucune, si on en excepte les ognons, dont les débris ne soient utiles aux bestiaux quelconques. La pomme de terre mérite la préférence sur tous les autres. Les betteraves, les panais, et surtout les carottes, crues ou cuites, sont une excellente nourriture pour les bestiaux.

Le blé de Turquie fortifie les bœufs, donne du lait aux vaches, engraisse les moutons destinés à la boucherie, et fait acquérir à la volaille cette graisse et cette délicatesse qui la font rechercher. Les feuilles des tiges du sorghum ont le même avantage. On peut même tirer partie du chiendent; les pois, les vesces, les lentilles et les fèves méritent d'être conservées pour la saison fâcheuse de l'hiver. Tous les lottiers, les mélilots, les espèces de pois, d'ers qui croissent spontanément dans les campagnes, sont aussi très bons.

Le sarrasin ou blé noir est excellent, ainsi que son herbe verte ou sèche; le grain engraisse les bœufs, les cochons, les diverses sortes de volailles et plaît aux chevaux, concassé et mêlé avec l'avoine. Les bœufs, les moutons, aiment les feuilles d'*orties* dont la graine convient aussi aux jeunes dindonneaux. La grande *bistorte* augmente le lait des vaches. La racine de *sélépendule* et celle de la *tormentille* sont mangées avidement par les cochons.

La *boucage,* quand elle est tendre, est généralement recherchée par le bétail; sa graine peut remplacer l'avoine, quoique moins fortifiante. Tous les *plantains*, mais surtout celui des Alpes, offrent une utile ressource. Le *mélempire* ou *blé de vache* rend le beurre gras et jaune.

Toutes les espèces de *chardons* encore jeunes et notamment le *chardon dit des avoines* fournissent un bon fourrage aux vaches et aux ânes.

Enfin les feuilles de vignes s'utilisent tant vertes, que sèches.

Des Étables.

Les étables doivent être aérées et sèches; suffisamment éclairées, et d'une étendue proportionnée à la grandeur, et au nombre des bestiaux qu'on y renferme; leur élévation est ordinairement de dix à onze pieds, et leur profondeur se calcule à douze pieds, pour un seul rang d'animaux, et à vingt pour deux rangs; chaque tête occupe de trois à trois pieds et demi. Les murs doivent être entretenus, en bon état, et blanchis au lait de chaux aussi souvent qu'il est nécessaire. Le plafond sera fermé en plein. La porte d'entrée, placée de préférence au nord ou au levant, sera assez large pour que les vaches pleines ne puissent s'y froisser; la porte ne se ferme, pendant le jour, que dans les grandes chaleurs, et par une simple barrière qui empêche les chiens, cochons, etc., de pénétrer. Le sol, plus élevé que celui de la cour, et en pente régulière, afin de favoriser l'écoulement des urines, doit présenter une certaine solidité, à cause du piétinement des animaux.

Les fenêtres, en aussi grand nombre que possible, et dans des directions opposées, seront garnies d'un contrevent, que l'on ferme selon la saison, ainsi que d'un châssis de toile qui empêchera le passage des mouches. Des ouvertures ou ventouses, pratiquées dans le plafond, entretiendront un courant d'air propre à diminuer la chaleur intérieure, mais on ne l'établira qu'en l'absence des animaux. On sait que l'obscurité éloigne les mouches, fléau du bétail ; pendant qu'on l'obtient par la fermeture des fenêtres, on laisse la porte ouverte pour leur sortie.

Une mangeoire, surmontée d'un râtelier, sont d'une utilité reconnue, et ne sauraient être tenus trop proprement. Au moins deux ou trois fois par semaine, suivant la saison, le fumier sera enlevé, et en tout temps la litière sera distribuée abondamment.

La propreté n'est pas une recherche de luxe, c'est une nécessité du corps, et une nécessité telle que toute négligence à cet égard est une chance donnée à la maladie.

Du Bœuf.

Nous comprendrons sous cette dénomination générique, le taureau, la vache, le veau et le bœuf proprement dit, et ce que nous dirons, s'appliquera aux différentes variétés, laissant à l'intelligence du propriétaire à décider des modifications que réclame le lieu qu'il habite.

Un bon taureau doit être gros, en bonne chair, il a la tête courte, les cornes grosses et régulières, le front large, le regard fixe et assuré, les oreilles longues et bien garnies, le mufle grand et carré, le nez court, le cou gros, musculeux et épais, les épaules et la poitrine larges et libres, les jambes courtes et fortes, les reins puissants, le dos non courbé, la cuisse ample et charnue, le jarret dégagé, le poi' soyeux, touffu et lustré, les organes générateurs volumineux, la queue grande et velue ; plein de fierté, d'ardeur, mais doux et facile à l'homme, jamais méchant et sournois.

De trois ans à huit, il est propre à la régénération; après ce temps, il ne convient plus que pour l'engraissement.

Des soins, un traitement doux, une nourriture abondante, tantôt à l'étable où il s'habitue à l'homme, et tantôt dans les pâturages où il se fortifie, donneront un résultat avantageux. Si, nonobstant ces précautions, l'animal est méchant et dangereux, il faut le réformer.

La saillie en liberté est la meilleure.

Le taureau s'attache seulement aux vaches en chaleur, jusqu'au moment où elles sont fécondées. La saillie à la ferme se fait à la main. Un taureau peut suffire à vingt, jusqu'à quarante vaches, mais il ne faut lui en livrer qu'une par jour. Indépendamment du service de générateur, le taureau peut, comme le bœuf, être employé aux divers travaux de l'agriculture.

Du Bouvier.

Un bouvier doit être diligent, doux et patient pour gouverner les animaux fantasques et vigoureux, dont on ne devra confier qu'un certain nombre à ses soins, si l'on veut qu'il s'acquitte exactement de toutes les parties de son service qui a pour objet : la propreté, la nourriture et la santé des bestiaux. Il faut, que tous les matins, il les étrille, les bouchonne, ensuite, et chaque fois qu'ils sont en sueur, qu'il leur lave souvent la queue avec de l'eau tiède, et la bouche, l'été, avec du vin et du vinaigre légèrement salés; qu'il les abreuve plusieurs fois par jour, surtout pendant les chaleurs; qu'il leur nettoie les pieds après le travail, et tienne leurs harnais en bon état. Il doit, en outre, savoir reconnaître les symptômes des diverses maladies, et prendre toutes les précautions que nous indiquerons à l'article *bœuf*.

Manière de dompter les bœufs et de les atteler.

La douceur, et les bons traitements, sont le moyen le plus sûr de dresser un bœuf; s'il est d'un caractère difficile et méchant, on emploie pour le réduire la patience et le jeûne; on le laisse attelé, ou attaché vingt-quatre à trente-six heures à une charrette pesamment chargée, ou à un arbre; s'il se jette à terre, on lui passe des entraves, et on le force d'y rester sans manger, jusqu'à ce qu'il s'adoucisse. Dès l'âge de trois ans, c'est-à-dire après la castration, on les habitue peu à peu à porter le joug et le collier; on commence par leur lier souvent les cornes, puis on les met au joug, en les accouplant tantôt à droite, tantôt à gauche, avec d'autres bœufs déjà dressés. On ne leur imposera d'abord qu'un travail léger, et on ne leur ménagera ni la nourriture, ni les soins nécessités par la fatigue qu'ils éprouvent. La même méthode s'appliquera aux vaches qu'on emploie à traîner la charrue ou des fardeaux; il n'y a de différence que pour le plus ou moins de force.

On attelle les bœufs avec un joug ou avec un collier; le premier usage est plus suivi que le second, et cependant, il semble moins bon sous plus d'un rapport; d'abord le tirage du poitrail gêne moins la marche de l'animal, tandis que l'immobilité qu'impose le joug ralentit son allure, et peut devenir aussi un obstacle au développement de sa taille et de sa vigueur.

On les dirige au moyen d'un long bâton pointu, nommé *aiguillon*, et on parvient même à les rendre attentifs à la voix, par un nom qu'on leur donne, et auquel ils s'habituent. Il ne faut pas trop presser leur allure, qui est naturellement peu vive.

Règles pour le travail des bœufs.

Dans les saisons tempérées, les bœufs peuvent travailler depuis neuf heures du matin jusqu'à cinq du soir, mais dans les grandes chaleurs, on partage leur service qui commence plus tôt, et se termine plus tard, en leur laissant quelques heures de repos dans le milieu du jour.

L'usage des fers est indispensable pour ces animaux, dans les contrées montagneuses et pierreuses.

Une incommodité plus fatiguante pour les animaux, que le travail même, ce sont les mouches et les insectes qui se fixent sur leur corps, et qu'il est urgent d'éloigner au moyen de branchages épais attachés sur leur tête, et dont le mouvement les garantit en partie. On fait aussi usage d'une grande toile, qui a de plus, l'avantage de les préserver du grand chaud, du froid, et des injures de l'air.

Avantages de l'emploi des bœufs pour les attelages.

La préférence à accorder aux bœufs sur les chevaux pour les attelages, reconnue dans certaines contrées, est contestée dans d'autres. Néanmoins, le résultat des observations les plus générales, démontre l'avantage de l'emploi des bœufs, sous le triple rapport de l'économie de la nourriture, du ferrage et du harnais, de leur constitution robuste qui les rend peu sujets aux maladies, et enfin de la ressource que présentent ces animaux par l'engraissement et le produit de la vente, quand ils ne sont plus propres au travail.

Les chevaux ne doivent leur être préférés que pour les travaux qui demandent des allures vives et animées.

De la vache et du veau.

La vache laitière, moins belle que la vache de reproduction a le corps grand et maigre, la tête moyenne, les cornes écartées, grandes et polies, le front ouvert, le regard doux, le fanon pendant, la croupe légèrement saillante, la queue haute et longue, les jambes fines, ses tétines amples, mais peu charnues, les veines mammaires prononcées; enfin la peau douce et bien garnie. La vache de reproduction se rapproche d'avantage des formes du bœuf. La génisse est à deux ans en état de recevoir le taureau; un an plus tard on la trouverait encore plus propre à la génération. Les signes de chaleur se manifestent dans la vache, par l'agitation et l'inquiétude, le battement des flancs, les mugissements prolongés, la grosseur de la vulve qui laisse échapper une liqueur blanchâtre, enfin des mouvements brusques et des sauts qu'elle exécute aussi bien sur les autres vaches que sur le taureau. — L'écoulement par la vulve, est quelquefois le seul signe de chaleur de la vache qu'on peut provoquer par une nourriture légèrement échauffante et non pas trop active; une addition d'avoine suffit dans ce cas. — Le mois de juin est le temps plus propice pour la monte des vaches et celle qui s'opère dans les prairies, est la plus efficace. La vache retient presque toujours dès la première fois; quelquefois seulement le retour au taureau devient nécessaire, mais il le refuse quand l'effet de la monte est réalisé, bien que la femelle manifeste encore quelques signes de chaleur. — Le temps de la gestation est de neuf mois; au bout du sixième on cesse de traire le lait qui perd de sa qualité, et on augmente les soins et la nourriture, sans toutefois pousser l'animal jusqu'à l'engraissement. — L'exercice, le pâturage favorisent le gestation. Au moment du part, les soins doivent redoubler et l'on ne doit pas perdre l'animal de vue, afin de pouvoir lui donner les secours nécessaires. — Le moment du velage s'annonce par des signes extérieurs, le pis grossit, le flanc et la croupe s'affaissent, la vache gémit et s'agite; le vagin se tend, la vulve se dilate et laisse échapper un liquide blanchâtre, quelquefois le veau ne se présente pas naturellement, il devient nécessaire de le repousser dans la matrice et de lui donner une direction convenable. On donne à la mère une boisson excitante ou rafraîchissante selon les cas où elle manque de force, ou bien si elle est irritée par des efforts violents, et après qu'elle a mis bas, un tonique composé soit de vin, soit d'une autre liqueur fermentée, facilite la sortie du délivre qu'il serait nuisible de laisser dans l'intérieur et qu'on aura soin d'écarter après sa sortie, on voit des vaches qui le mangent sans qu'elles en soient incommodées.

La matrice sort quelquefois avec le veau ; il faut alors la replacer exactement en y jetant un peu de sel ou de poivre dont l'effet empêchera une nouvelle sortie.

Dès que le veau est à l'air, il est léché et essuyé par sa mère qu'on excitera au besoin par quelques poignées de son ou de sel répandues sur le nouveau-né. — Les premières précautions étant remplies, il n'y a plus qu'à la laisser reposer et lui fournir à sa portée un breuvage d'eau mêlée de farine d'orge ou de son, et du fourrage vert et frais successivement augmenté.

Dans le cas assez rare où une vache ferait deux veaux, à moins qu'elle ne soit forte et bien constituée, on ne lui en laissera qu'un à nourrir et l'autre sera élevé artificiellement avec de la farine d'orge délayée dans du lait jusqu'au moment où il sera livré au boucher.

Si le veau est destiné à la boucherie, on se décidera suivant la valeur de sa chair et le prix du lait à le sevrer plus tôt ou plus tard ou à le livrer à l'engraissemeet. Lorsque la chair du veau est d'un faible rapport relativement à son prix ou que le laitage a une grande valeur, ainsi que cela a lieu dans le voisinage des villes, on doit négliger l'engraissement.

Le sevrage des veaux ne doit pas se faire brusquement, afin de les préparer graduellement à un nouveau régime et à leur séparation de la mère. Dans ce cas on les nourrit avec du lait et de la bouillie, des farineux et ensuite avec du foin. Quelques mois plus tard on les conduit dans de bons pâturages, en évitant que le froid ne les fasse souffrir, mais il serait encore mieux, pour développer leur croissance, de les conserver à l'étable en les nourrissant de fourrages verts et secs et de recoupes, et de ne les envoyer au pâturage que pendant l'été de la seconde année.

La castration des veaux se pratique pendant qu'ils têtent préférablement à l'époque du sevrage. Cette opération leur donne un caractère plus conforme à leur destination d'animaux agricoles, au point de vue des travaux du labourage, de l'engraissement et de la boucherie. Pratiquée sur les vaches, elle facilite leur engraissement et rend leur viande meilleure et plus copieuse.

Dans le choix entre le pâturage et la nourriture à l'étable, on se décide selon les ressources et la qualité des prairies, de la température et du genre des terrains.

Multiplication et amélioration de la race bovine.

La richesse du pâturage fait la beauté et la force du bétail, comme la stérilité du terrain l'amoindrit et le rend chétif. Cependant, les progrès dans l'un et l'autre cas ne s'opèrent qu'à la longue. Les bestiaux de petite taille, ne s'améliorent et ne se multiplient, par l'effet de la douceur du climat et de la nourriture, qu'au bout de plusieurs années, mais le bétail riche en qualités les perd plus rapidement quand on le transporte dans des contrées infertiles et sous

lement de l'abondance et de la bonté de la nourriture, mais encore de leur structure et de leur couleur.

Dans les pays plats, il est ordinairement grand et fort; de couleur blanche ou grise, de taille élevée; dans les contrées montagneuses, il est chétif, de couleur rougeâtre et peu élevé. Ces différences établissent deux classes : l'une d'animaux gros et blancs, l'autre de sujets petits et rouges.

Il s'en suit que pour se déterminer dans le choix de la race et de l'espèce, on doit considérer le climat, la richesse et la bonté de la nourriture et l'emploi qu'on destine au bétail.

Dans une contrée tempérée, avec de riches pâturages à sa disposition et les moyens de ne pas épargner la nourriture en hiver, on préférera la grande espèce. Dans des circonstances opposées, on adoptera la petite race.

Cependant il ne peut exister de règles certaines pour déterminer précisément l'espèce qui sera la plus profitable à élever. Il n'est généralement possible de se décider qu'après s'être rendu compte des résultats de la dépense comparés aux produits du travail, et au rapport du lait et de l'engraissement. Il faut nécessairement des essais avant de connaître la race qu'on doit préférer. Quand les travaux agricoles s'exécutent par des bœufs, la race de grande taille doit obtenir la préférenee, à moins que la nature des terres rende la petite espèce suffisante. Dans le choix des vaches, la nature du pâturage doit guider. Mais si le bétail doit être nourri dans les étables, peu importe que ce soit une espèce plutôt qu'une autre.

S'il n'est pas possible d'obtenir que la nourriture produise selon qu'on le désirait, une augmentation en lait ou en graisse, du moins les soins, et le traitement provoqueront nécessairement la qualité de bonnes laitières dans les vaches qui n'attendent pour la manifester, qu'un régime qui la favorise, et si l'on tient particulièrement aux résultats avantageux de l'engraissement, on donnera la préférence aux sujets qui ont les os petits comparativement aux autres parties du corps.

Les meilleures vaches à lait se reconnaissent aux signes et aux formes extérieurs suivants : des cornes élevées, une tête moyenne, la poitrine et les reins développés, le ventre étendu, les mamelles fortes, mais peu charnues, le gonflement des veines lactées, l'ensemble des mamelles retiré en arrière, la queue grande et souple, les jambes dans un juste rapport avec la grosseur du corps et les articulations bien disposées; leur caractère est doux, sociable et soumis. On obtient ordinairement d'une vache, de mille à deux mille litres de lait par an, suivant qu'elle est plus ou moins forte, l'abondance ou la médiocrité de sa nourriture et les soins qu'elle reçoit. Si le produit décroît au-dessous de mille litres de lait, on doit s'en défaire, mais on ne peut toujours compter sur deux mille litres.

De l'engraissement des bêtes à cornes

On parvient à engraisser les bestiaux en augmentant leur appétit, en les excitant à manger et en leur prodiguant une nourriture succulente et substantielle; en les maintenant enfin dans un état de tranquillité favorable aux fonctions de la vie.

Pour aiguiser l'appétit des animaux, on leur distribue alternativement, et à des intervalles rapprochés, les denrées qui flattent le plus leur goût; on les fait boire trois ou quatre fois le jour; on leur lave de temps en temps la langue avec du vinaigre et du sel. C'est ainsi qu'on les détermine à manger sans même avoir faim, au delà de ce qui est nécessaire à leur existence.

On varie les substances données au bétail pour l'engraisser, de manière à empêcher le dégoût, et on les distribue par petites quantités souvent réitérées.

L'engraissement marche d'autant plus vite que l'animal absorbe et digère, dans un certain espace de temps, une plus forte provision d'aliments substantiels, et l'on remarque que ceux qui parviennent le plus rapidement au dernier degré d'engraissement, ont plus que les autres, consommé le maximum de la nourriture.

On doit restreindre les matières nutritives à ce que l'on possède de plus substantiel, et l'on obtiendra ainsi des progrès plus rapides. Cependant, on proportionnera les rations de manière à éviter l'inconvénient des indigestions, mais on les augmentera graduellement.

Les huit premiers jours, soir et matin, on prend un seau d'eau chauffée au soleil, on y jette deux picotins de farine d'orge, et on la laisse reposer jusqu'à ce que le plus gros de cette farine, qui n'a point été blutée, soit descendu au fond de l'eau; on la donne à boire aux bœufs dans une auge, et on réserve le marc restant pour le leur donner au retour du pâturage. On peut mêler des pommes de terre avec la farine de froment en petite quantité; cela est d'économie, et bien. En hiver, on leur fait également boire, pendant huit jours, matin et soir, de l'eau tiédie, contenant une poignée de farine d'orge; on maintient les étables bien chaudes, et on n'épargne pas le bon foin ou les autres fourrages secs; le soir on leur fait avaler des pelotes de farine de seigle, d'orge ou d'avoine, mêlées ou séparées, qu'on aura pétrie avec de l'eau douce, en y mêlant un peu de sel. Ces nourritures substantielles étant seules convenables, on ne donnera ni paille, ni orge à manger, mais au moyen d'un picotin et demi de son sec, délivré soir et matin, et d'une écuellée de seigle, on obtient dans trois mois de temps des bœufs en état.

Les grosses raves, hachées ou cuites, ajoutent encore aux progrès de l'engraissement, ainsi que les navets et les joncs marins.

Pour engraisser les bœufs, seulement au pâturage, il faut que l'herbe en soit de bonne qualité et surtout abondante. On leur fait passer l'hiver dans les herbages avec le secours de quelques bottes de foin seulement, qui leur sont distribuées dehors, dans le plus rigoureux de la saison.

L'engraissement est complet à la fin du printemps. Les vaches sont mises dans des herbages séparés de ceux des bœufs, mais toujours en société avec un taureau, tant pour les défendre des loups que pour les couvrir quand elles viennent en chaleur; car les vaches n'engraissent que quand elles sont pleines.

Lorsqu'il n'y a ni fontaine, ni ruisseau dans un herbage, on y pratique des mares dans les endroits où il est facile d'y ramasser et d'y retenir les eaux de pluies; si ces mares sont taries, on mène les bœufs trois fois par jour boire où il y a de l'eau le plus près. Voilà à peu près les soins qu'exigent ces animaux, après qu'on les a enfermés dans des fossés et des haies.

La castration dispose les animaux à prendre plus facilement l'engraissement en même temps qu'elle donne à leur chair un nouveau degré de délicatesse et de saveur.

L'âge avancé d'un animal ne forme point obstacle à l'engraissement, si l'animal se trouve en bon état de santé. Au contraire, la graisse est plus nette et plus compacte.

Les bœufs dont les excréments sont liquides, sont moins favorables à l'engraissement; ceux qui marquent de la docilité, un grand appétit, de la vivacité, et dont la peau est tendre et non collée sur les côtes, sont des sujets à préférer.

BÊTES OVINES.

On appelle bêtes ovines l'ensemble des animaux de l'espèce du mouton, on les désigne aussi sous les noms de bêtes à laine et de bétail blanc. Le mâle est appelé *bélier* et *mouton* quand il est châtré; la femelle reçoit le nom de brebis, et son petit, nouvellement né, celui d'*agneau* ou d'*agnelle*, suivant le sexe; à l'âge d'un an jusqu'à deux, ils portent celui d'*antenois* et d'*antenoise*.

Espèces et races ovines.

Le genre de mouton renferme un grand nombre d'espèces, et de chaque espèce un grand nombre de races et variétés; nous ne parlons que de celles qui sont élevées dans les diverses contrées de l'Europe, et qui se divisent en deux classes : l'une dont la laine est *lisse*, l'autre dont la laine est *crépue*.

Les premiers sont les *moutons de plaine*, ayant une grande taille et la toison grossière ; les seconds sont les *moutons de montagne*, et portant une laine épaisse, dure et frisée.

Du croisement de ces deux races est sorti le *mouton commun*, dont la taille tient le milieu entre les deux autres, et la toison médiocrement longue et peu frisée.

Le mérinos ou mouton d'Espagne forme une espèce particulière qui se distingue par l'abondance et la finesse de sa toison, pleine d'une matière huileuse qu'on appelle suint et qui exhale une odeur forte. Tout le corps de l'animal en est couvert, si l'on excepte les aisselles, le plat des cuisses et une partie de la face.

Cette race a successivement chassé les anciens moutons d'un assez grand nombre de pays, où elle a procuré de grands avantages aux cultivateurs qui se sont occupés de son élève. Le mérinos est très fort quand il est acclimaté. Il a besoin de plus de nourriture que les bêtes à laine commune ; mais on les vend plus cher, et il est moins difficile sur le choix des aliments. Quant à la qualité de sa chair et de celles de toutes les races des moutons, elle dépend partout de la qualité des pâturages et de la nourriture. Celle du mérinos est généralement préférable à toute autre.

Accouplement des bêtes à laine; manière de les élever et de les soigner.

Les bêtes à laine sont propres à l'accouplement dès l'âge de dix-huit mois jusqu'à sept à huit ans.

La gestation dure vingt et une semaines, et rarement il naît plus d'un agneau à la fois. Il est avantageux de combiner l'époque de l'agnelage avec celle de la saison qui peut offrir aux brebis la ressource d'une pâture suffisante, et la facilité de fournir à ces animaux et à leur produit tous les soins qu'ils réclament. On choisit donc ordinairement le mois de juillet pour consommer l'accouplement; l'agnelage a lieu en janvier, et rien ne s'oppose à cette époque a ce qu'on puisse surveiller les mères à la bergerie et à les soigner convenablement.

Un bon bélier peut servir cinquante ou soixante brebis; mais pour ne pas l'affaiblir, ou pour avoir des agneaux robustes, on le restreint à douze ou quinze.

Un beau bélier mérinos a l'œil vif, la démarche facile et assurée; les oreilles petites, les cornes ridées, le cou chargé de laine et peu allongé, les épaules arrondies, le poitrail ouvert, la croupe arrondie, les testicules forts et allongés; la laine fine, épaisse, couvrant uniformément toutes les parties du corps. Les signes de sa vigueur se manifestent dans l'examen des veines de l'œil; quand elles sont d'un rouge clair, on prétend, quoique cela ne soit pas prouvé, que l'animal est en bonne santé.

Un indice non moins équivoque se tire de la résistance de la croupe, sous la pression vigoureuse de la main, ou quand, saisissant l'animal par une jambe de derrière, on ne peut le retenir.

Les bonnes brebis ont le corps grand, les épaules larges, les yeux gros, clairs et vifs, le col gros et droit, le ventre grand, les tétines amples, les jambes menues, la queue épaisse, la laine soyeuse, et au surplus, se rapprochent sensiblement du caractère du beau bélier.

Quant aux moutons, il faut préférer ceux qui n'ont pas de cornes, qui sont vigoureux, fiers et bien formés, qui ont les os gros et la laine douce, onctueuse, nette et bien crépue.

Pour former un troupeau, il faut prendre les béliers depuis deux à huit ans, et les brebis, de deux à cinq ans, en donnant la préférence à celles qui n'ont pas porté.

Les moutons de deux à trois ans jusqu'à sept donnent les meilleures toisons.

Age des moutons.

On connaît l'âge des moutons par les dents du devant de la mâchoire inférieure, la mâchoire supérieure en étant dépourvue : elles sont au nombre de huit ; elles paraissent toutes dans la première année de l'animal, qui porte alors le nom d'agneau mâle ou femelle. Elles sont peu larges et pointues.

Dans la seconde année, les deux du milieu tombent, et sont remplacées par deux nouvelles dents que l'on distingue aisément par leur largeur, qui surpasse de beaucoup celle des six autres : durant cette seconde année, le bélier, la brebis et le mouton portent le nom d'antenois ou de primet.

Dans la troisième année, deux autres dents pointues, une de chaque côté de celles du milieu, sont remplacées par deux larges dents, de sorte qu'il y a quatre dents au milieu, et deux pointues de chaque côté.

Dans la quatrième annee, les larges dents sont au nombre de six, et il ne reste que deux dents pointues; elles sont toutes remplacées par de larges dents.

On peut donc, par l'état de ces huit dents, s'assurer de l'âge de bêtes à laine, pendant leurs cinq premières années; ensuite on l'estime par l'état des dents mâchelières; plus elles sont usées et rasées, plus l'animal est vieux. Enfin, les dents de devant tombent ou se cassent à l'âge de sept à huit ans. Il y a des bêtes à laine qui perdent quelques dents de devant dès l'âge de cinq ou six ans.

Du part des brebis.

Les brebis mettant bas dans les bergeries au milieu des autres animaux, on évite que les nouveaux-nés ne soient incommodés ou séparés de leur mère, en enfermant les mères et les agneaux pendant quelques jours dans une enceinte close, garnie d'une crêche. Les agneaux s'y habituent avec leurs mères qu'ils tétent quand ils en ont besoin. On les fait passer ensuite dans une autre étable, partagée en deux parties par une échelle à claire-voie, que les agneaux peuvent traverser, mais qui arrête le passage des brebis. L'une des parties, qui est la plus grande, renferme les mères et les agneaux; dans l'autre, où les agneaux peuvent seuls pénétrer, on leur donne des recoupes et du foin choisi pour leur âge, ainsi qu'une auge remplie d'eau où ils vont se désaltérer. Ces dispositions procurent à la fois aux agneaux la possibilité de téter, et l'usage du fourrage sec auquel ils doivent s'habituer.

Après que les agneaux ont tété trois mois, on les sèvre par degré et avec ménagement.

Nourriture des moutons.

Les moutons pâturent pendant l'été ou sont nourris à l'étable avec des fourrages verts. Pendant l'hiver, ils reçoivent pour aliment de la paille, du foin et des racines.

On peut conduire les moutons paître dans les plaines, sur les collines et les hauteurs, à travers les champs moissonnés ou en repos, les bruyères, les champs ensemencés, partout enfin où l'herbage est en quantité suffisante. Mais les bois et les marécages ne conviennent qu'aux moutons de marais.

Ce nest toutefois qu'après que la rosée est dissipée qu'on les mènera aux champs, car le fourrage chargé de vapeurs liquides, leur déplaît et peut même les rendre malades. A plus forte raison, dans les temps de pluie, doit-on les laisser à l'étable, ou à couvert, en les y nourrissant de fourrage sec. On ne poussera pas ces précautions à l'excès, avec les moutons dont la constitution est assez robuste pour pouvoir résister aux légères intempéries de la saison chaude, surtout quand les rayons du soleil suffisent pour les réchauffer dans peu d'instants. Il y aurait trop de difficulté en agissant différemment.

Le moyen d'obvier à tous les inconvénients, serait sans doute de nourrir les moutons à l'étable pendant l'été avec du fourrage frais; on y gagnerait au point de vue de la santé de ces animaux et de la croissance plus rapide des agneaux, mais on ne doit adopter cette méthode qu'après avoir calculé si elle ne devient pas onéreuse sous le rapport de la dépense et de la valeur de l'espèce de mouton.

Un mouton de taille médiocre mange environ cinq livres de feuilles de chou en un jour. Lorsque les feuilles sont tendres, il les mange en entier ; mais lorsqu'elles sont dures il laisse les côtes. Il faut y suppléer. Un mouton mange environ trois livres de carottes à un repas ; près d'une livre et demie de pommes de terre ou de topinambours, et à peu près une livre et un quart de marrons d'Inde ou de leur écorce.

La quantité de paille nécessaire à un mouton dépend de la hauteur de la taille de l'animal et de la qualité de la paille. Il faut donner chaque jour à un mouton de taille médiocre deux livres et demie de paille d'avoine si on a soin de remettre au ratelier celle qui en est tombée.

La quantité de foin nécessaire à un mouton, dépend, comme la quantité de paille, de la hauteur de l'animal et de la qualité du foin. Il faut donner chaque jour à un mouton de taille médiocre deux livres de foin commun, si l'on a soin de remettre au ratelier le foin qui en est tombé.

On peut conclure qu'un mouton de taille médiocre mange à peu près huit livres d'herbe en un jour, ou environ deux livres de foin.

L'eau des rivières et des ruisseaux qui coulent continuellement, est la meilleure pour les moutons. L'eau des lacs et des étangs qui coule en partie est préférable à l'eau des marais qui ne coule point du tout. La plus mauvaise est celle qui croupit dans les marais, dans les mares, dans les fossés, dans les sillons, etc. Lorsqu'on est obligé de donner aux moutons de l'eau de pluie ou de citerne, il faut l'exposer à l'air pendant quelque temps.

Ces animaux boivent peu, quand ils sont en bonne santé; lorsqu'on voit un mouton courir à l'eau avec trop d'avidité, c'est signe qu'il est malade ou qu'il le deviendra bientôt. On les fait boire deux fois le jour, et préférablement une fois. Moins une bête à laine boit, mieux elle se porte.

On doit donner du sel aux moutons lorsqu'ils sont languissants ou dégoûtés; une petite poignée à chaque mouton tous les quinze jours.

On fait parquer les bêtes à laine, en les enfermant dans une enceinte qui est formée par des claies, et que l'on appelle un parc.

On fait entrer les moutons dans le parc sur la fin du jour, ou à neuf heures du soir, lorsque les jours sont bien longs, et qu'il n'y a point de serein. On les fait sortir du parc à neuf heures du matin, lorsque l'air et le soleil ont séché les herbes, ou à huit heures, lorsqu'il n'y a point eu de rosée.

Il faut changer le parc dans la nuit et dans la matinée, dans la saison où les moutons rendent beaucoup de fiente et d'urine, parce que l'herbe qu'ils mangent a beaucoup de suc : chaque parc ne doit durer qu'environ quatre heures. Dans les saisons où les herbes ont moins de suc, et où les bêtes à laine rendent moins de fiente et d'urine, le berger ne change le parc qu'une fois; il tâche de donner à peu près autant de temps pour le premier que pour le second. Si l'on parquait en hiver, on pourrait ne faire qu'un parc chaque jour, parce que, dans cette saison, les bêtes à laine rendent peu de fiente et d'urine, et que le froid ne permet pas au berger de changer son parc pendant la nuit.

Des Étables.

Les bêtes à laine étant, par leur nature, garanties contre le froid, il serait nuisible à leur santé de les maintenir dans un local resserré, humide et sans courants d'air.

La température des bergeries peut descendre au-dessous de zéro, sans qu'il en résulte d'inconvénients pour les moutons, s'ils ont suffisamment de nourriture.

Une étable percée de fenêtres en nombre suffisant, placées au dessus de la tête des animaux, et fermées par un simple grillage, de même que la porte, vaut mieux qu'une étable fermée, où l'air infecté de la vapeur du corps des moutons ne peut prendre issue et être remplacé par l'air sain de l'extérieur. On obtient encore un meilleur résultat d'un simple appentis ou pan de toit appliqué contre un mur et reposant sur des poteaux, ou bien d'un hangar soutenu de tous côtés par des piliers. L'air sain y abonde par toutes les directions; les moutons sont libres de s'y réfugier en temps de pluie ou de s'en éloigner pendant la grande chaleur. Il est bien de choisir pour les matériaux de construction ceux qui sont de mauvais conducteurs du calorique, parce qu'ils se laissent moins facilement pénétrer par l'humidité. — Pour que l'eau et les urines s'écoulent et ne séjournent pas, il faut que le sol soit plus élevé du côté des mangeoires; il est assez indifférent du reste qu'il soit ou paré ou garni d madriers ou de terre salpêtrée ou battue. Les étables garnies de rateliers offrent l'avantage d'économiser le fourrage ; lorsqu'on se contente de mangeoires ou auges, elles doivent alors être assez larges et assez profondes pour contenir le fourrage, soit vert, soit sec, et être disposées de manière que les graines, les racines et les débris n'y séjournent pas et ne viennent pas, par leur décomposition, donner une mauvaise odeur. Les animaux qui habitent des lieux encombrés de fumiers et de malpropreté, se font toujours remarquer par leur faiblesse, leur maigreur, etc. — Il est essentiel d'établir dans les bergeries, des bancs en bois, ou des tables inclinées et soulevées à un pied ou deux de terre, les brebis aiment singulièrement à monter sur ces bancs ou sur ces tables; en revenant du pâturage, elles s'y reposent, s'y sèchent, et leur laine s'y maintient nette.

Produits des bêtes à laine.

Le produit des bêtes à laine consiste en *croît*, en *toison*, et en *lait*, indépendamment de leur rapport par le *parcage* et par l'engraissement.

Du croît. — Le croît des bêtes à laine est poussé à son dernier degré de perfection, quand on n'accouple que les sujets les plus distingués de la même race, par la finesse et l'abondance de leur toison.

Le nombre des agneaux qui naissent égale à peu près celui des brebis auxquelles on a donné le bélier, parce qu'il y a des couches doubles qui compensent la perte des avortements et des agneaux qui meurent. Le résultat varie suivant que les bergeries sont plus ou moins bien tenues.

Toison. — Ce produit des bêtes à laine peut

égaler annuellement, et même excéder la valeur de l'animal entier.

La qualité de la laine n'est pas la même sur toutes les parties du corps du mouton; celle qui couvre les reins, la croupe, la partie élevée du corps et les deux côtés du cou est la meilleure, puis vient celle des cuisses, aux environs du ventre, et le haut du cou; la moins bonne croît sur les jambes, sur les pieds antérieurs, le dessus du cou, la tête et la queue. Le *jars* ou *poil de chien* est un vice de la toison que l'on bonifie par le lavage exécuté avant et après la tonte.

Il est assez ordinaire, quand on vend la laine, de bonifier un déchet d'environ 40 pour 100 pour se dispenser de la livrer lavée; on y gagne de ne point exposer les animaux aux accidents qui résultent de cette opération et à économiser les frais de lavage.

La tonte est la suite de la maturité des lames; c'est vers la fin du mois de mai ou de juin qu'elle s'exécute dans les pays tempérés. La meilleure manière de tondre n'est pas la plus rapide, mais celle qui n'offense pas l'animal. La toison abattue exige également des soins; elle sera pliée de manière que ses diverses parties se tiennent, et assujettie avec de la paille. Il faut que la toison soit entière dans sa force, sans ordures et sans humidité; et exempte de l'accroissement que donnerait la sueur communiquée à dessein aux moutons par l'excès de chaleur de la bergerie.

Après la tonte, il est prudent de soustraire les moutons, surtout s'ils sont mérinos, aux intempéries de l'air. Les grandes chaleurs ne sont pas moins à craindre à cette époque que le froid passager, l'humidité et les variations fréquentes de la temperature. La bête dépouillée a besoin d'une chaleur modérée et l'on règlera en conséquence les heures de sortie du troupeau. Au bout de quelques jours les bains lui seront favorables.

Le produit moyen en laine, variable selon la qualité et la taille des individus, est ordinairement de 3 à 5 kilogrammes de laine lavée à dos, par chaque bête.

Lait. — Le lait de brebis, plus butyreux que celui des vaches, est moins abondant, on trait les brebis après le sevrage, mais on renonce à ce produit pour les races de mérinos, car la valeur du lait ne compenserait pas la perte que l'on éprouverait du côté de la crue et de la finesse de la laine.

Parcage. — Le parcage a pour but l'engrais des terres sans y employer la paille et sans avoir à supporter les frais du transport et l'effusion des fumiers.

Tout calcul fait, relativement aux frais des claies nécessaires au parcage et aux vicissitudes qu'éprouvent les moutons en passant les nuits dans des espaces circonscrits sous l'influence de l'atmosphère, on est conduit à n'y exposer que les races communes et non les mérinos dont la perte ne serait pas balancée par le revenu de ce moyen de fertiliser les terres.

Engraissement. — Il y a trois manières d'engraisser les moutons. L'une est de les placer dans des pâturages fertiles; l'autre est de leur fournir une nourriture abondante et appropriée à la bergerie; la troisième participe des deux autres et consiste à commencer l'engraissement par le pâturage et à le terminer dans l'intérieur de l'étable. Le temps que l'engraissement exige, se modifie selon la nature des herbages et des aliments. Ordinairement il se termine en trois mois et peut aussi se renouveler toutefois dans un été en commençant dans les premiers jours du printemps.

Toutes les bêtes à laine sont susceptibles d'engraissement, dans quelques conditions d'âge, de sexe et d'état, qu'elles soient placées. Cependant il est plus efficace en y consacrant les malats chahés et les brebis bréhaignes que les autres individus.

Le rapport du poids total à la chair dépouillée est le même chez les bêtes à laine que chez les bêtes à cornes.

ÉDUCATION DES CHÈVRES.

La chèvre est un animal presque aussi utile que la brebis, à laquelle elle ressemble pour ainsi dire, comme l'âne ressemble au cheval.

On pourrait peut-être obtenir du mélange de ces races, la brebis et la chèvre, une espèce de mulet, comme on en obtient un par l'accouplement de l'âne avec la jument, et réciproquement. Mais on n'a pas encore fait beaucoup d'attention à ce qui pourrait résulter du mélange de ces deux races : on dit seulement que la chèvre avec le mouton ne produit rien; mais que la brebis avec le bouc engendre des agneaux.

Les différences les plus remarquables entre les chèvres et les brebis consistent premièrement, en ce que les chèvres sont revêtues de poils, et non de laine comme les brebis; les cornes du bouc ne sont pas entortillées comme celles du mouton; le bouc et la chèvre ont une barbe, ou toupet d'un poil long sous le menton; et la chèvre a de plus sous les mâchoires deux longues excroissances, ou appendices de peau. La couleur des chèvres varie ; il y en a de toutes blanches ; leur grosseur dépend de la nourriture qu'elles consomment. Elles peuvent passer l'hiver entier en plein air, mais dans les contrées septentrionales.

Les lieux incultes et couverts de broussailles sont les pâturages les plus convenables au génie des chèvres, qui mangent de toutes sortes d'herbes et de feuilles, fraîches ou sèches. Pendant l'hiver on les nourrit comme les moutons et on leur donne du sel qu'elles aiment beaucoup.

Ces animaux ne vivent ordinairement guère plus que huit ans, mais quelques uns arrivent quelquefois jusqu'à vingt.

Les chèvres sont propres à la propagation de l'espèce depuis l'âge d'un an ou un peu plus jusqu'à sept ans environ ; le temps de l'accouplement commence de septembre jusque en novembre ; elles portent cinq mois, mettent bas un, deux et même trois chevreaux qu'elles allaitent pendant un mois ou six semaines.

Le lait de chèvre est bien moins chargé de beurre que celui des brebis, aussi ne produit-il jamais de crême ; on peut commencer à les traire environ quinze jours après qu'elles ont mis bas ; elles donnent pendant quatre ou cinq mois plus de lait que les brebis, et on fait avec ce lait d'assez bon fromage ; mais s'il est vrai qu'elles donnent davantage de lait, il est bien moins substantiel, ainsi que nous l'avons dit ci-dessus ; en second lieu, les chèvres occasionnent de grands dommages aux cultures : leur morsure nuit considérablement à l'herbe, et fait beaucoup de mal aux nouveaux rejets, aux vignes et aux oliviers ; aussi ceux qui n'ont pas des lieux escarpés, ou des terrains incultes, doivent les tenir renfermées dans les étables, où leur lait est tout aussi abondant et aussi bon, et par ce moyen elles ne peuvent nuire ni au bien de leur propriétaire, ni à celui du voisin.

On donne aux chèvres des étables construites à peu près comme celles des brebis, mais on doit les tenir propres le plus qu'on peut, tant pour la santé des chèvres, que pour rendre leur poil moins brut et plus fin.

Pour la récolte de ce produit, on a coutume ordinairement d'arracher le poil de la chèvre, et non de le tondre comme on le pratique pour la toison des brebis; on peut cependant faire cette opération de la manière qu'on l'entendra, pourvu que ce ne soit pas dans le printemps.

ÉDUCATION DES PORCS.

Le dernier genre des animaux qui tombent sous la catégorie du petit bétail est celui des porcs ou cochons.

Le porc est le plus fécond de tous, celui qui croît le plus rapidement, se propage avec le plus de facilité, et qui, pour convertir en graisse la nourriture qu'il consomme, demande beaucoup moins de soins que n'en exigent les autres espèces de bétail. Il vient bien partout, à découvert et au hallier; on néglige son étable plus que celle des autres, parce qu'il semble se plaire dans l'ordure, et on ne le nettoie qu'une fois tous les huit jours.

Le porc est répandu à l'état de domesticité sous tous les climats; on le rencontre sauvage dans toute l'Europe. Ce dernier, vivant d'herbe, de racines, de graines d'arbres, d'insectes, de vers et d'animaux aquatiques, se plaît dans les contrées boisées et marécageuses. Quant au cochon domestique, content de tout, pourvu que son estomac soit rempli, il est peu d'aliments qui ne lui conviennent; et quoiqu'il se nourrisse souvent de choses infectes et dégoûtantes, il n'en fournit pas moins à l'homme une nourriture abondante; les pâturages humides lui conviennent; on lui donne les rebuts des cuisines et des jardins, et pendant l'hiver des racines, du petit lait et des grains. Quoiqu'il cherche sa nourriture dans les marais et se vautre dans la boue pendant les grandes chaleurs, le porc ne supporte point les froids humides, cherche toujours un endroit sec pour passer la nuit et se mettre à l'abri de la pluie.

Le cochon, répandu en Europe, en Afrique et en Asie, a la tête longue, le bout du groin ou *boutoir*, mince, à proportion de sa tête; la partie postérieure du crâne fort élevée, les yeux très petits, les oreilles larges et dirigées en avant, le col gros et court, le corps épais, la croupe ovale, la queue mince et de longueur moyenne, les jambes courtes et droites, principalement celles du devant; son corps est en grande partie recouvert de poils raides et pliants, appelés *soies*, susceptibles de pouvoir se diviser d'un bout à l'autre en plusieurs filets, et dont quelques-uns, les plus gros, forment une sorte de crinière sur le sommet de la tête, le long du cou sur le garrot et sur le corps jusqu'à la croupe. Les couleurs de ces soies varient, depuis le blanc argenté, le blanc sale, le jaunâtre, jusqu'au fauve, au roux, au brun et au noir. En général les cochons sont tous noirs dans les pays chauds et assez communément blancs dans les provinces du Nord. La couleur blanche, qu'ils ont communément en naissant, se modifie, dans la suite, par l'habitude qu'ont ces animaux de se vautrer dans la poussière et dans la fange.

Une nourriture abondante augmente leur taille, qui diminue dans les pays où les prés sont bien assainis et où la rigueur du climat ne leur permet de passer hors de l'étable que quelques mois de l'année.

Il existe beaucoup de variétés parmi les porcs ; voici les espèces principales :

1. L'espèce à *grandes oreilles* répandue en France et dans les contrées septentrionales.

2. Les cochons d'Italie, dont le poil est si fin et si court, qu'on les croirait à peau nue. Leur chair est très recherchée, et c'est avec leurs issues que l'on prépare les saucissons renommés de Bologne. On voit aux environs de Bayonne et dans quelques parties de la France, des espèces qui ont quelque ressemblance avec celles d'Italie. Il s'y trouve encore une autre espèce assez rare, connue sous le nom de *bandée*, vivant dans les bois et dont la chair n'est employée que pour faire du petit salé.

3. *Les cochons de la Chine*, de Siam et de l'Inde, estimés en Angleterre, se distinguent par la couleur noire, des jambes courtes, et par un ventre qui traîne presqu'à terre. Cette espèce très avantageuse se mêle et produit des cochons de race commune.

Accouplement des porcs. — Le *verrat* ou *mâle* doit avoir le corps court, ramassé, et plutôt carré que long, la tête grosse, le groin court et camus, les oreilles grandes et pendantes, les yeux petits et ardents, le cou grand et épais, les jambes courtes et grosses, les soies épaisses et noires : la *truie* ou *femelle* doit avoir le corps long, le ventre ample et large ; il faut qu'elle soit aussi d'un naturel tranquille et d'une race féconde.

Le porc est propre à l'accouplement à l'âge de huit mois lorsqu'il est bien soigné. La truie porte seize ou dix-sept semaines, et peut facilement mettre bas deux fois par an. Aussitôt que l'on s'aperçoit que la truie est pleine, on en éloigne le verrat, dans la crainte qu'il ne la morde et ne la fasse avorter. Alors on donne à la truie une nourriture plus abondante que de coutume et des soins plus attentifs. La truie met bas deux petits au moins et vingt au plus. On compte, terme moyen, sur six petits pour la première et la deuxième portée, et sur huit pour la troisième et la quatrième.

La délivrance ayant eu lieu, on la nourrit abondamment, pour qu'elle ne dévore pas ses petits, etc.

Comme elle ne pourrait pas les conduire tous à bien, on ne les laisse téter que dix-huit ou vingt jours, après lesquels on vend les femelles, et on retient seulement huit ou neuf mâles.

Après les avoir soustraits, par de fréquentes visites, à la voracité de leur mère (et quelquefois de leur père) on les surveille pendant deux ou trois jours, pour qu'ils s'accoutument à téter. Les petits, qui sont supprimés, portent le nom de *cochons de lait*, doivent recevoir pendant le sevrage une nourriture à la fois agréable et substantielle telle que du grain, pour que la privation du lait, qui les a jusqu'alors soutenus en grande partie, ne les fasse point maigrir ou ne les rende pas malades.

A mesure que les cochons se développent on augmente leur nourriture.

Un pâturage naturel ne peut fournir une nourriture suffisante aux porcs qui ne reçoivent rien à l'étable, qu'autant qu'il est bien garni d'herbages; il faut en outre qu'ils y trouvent de l'eau pour boire, et, autant que possible, une mare où ils puissent se vautrer pendant les chaleurs du jour. Un champ de trèfle, clos de haie ou de palissades, est le meilleur pâturage artificiel où l'on puisse faire paître des cochons.

A défaut de pâturages dans lesquels on puisse faire paîtrè les cochons, ou lorsqu'ils n'ont pas une étendue suffisante, on les nourrit à l'étable avec de jeune trèfle, de la luzerne, des vesces et du sarrasin.

Le fourrage vert ne suffit pas aux truies qui allaitent et aux cochons nouvellement sevrés; il faut y ajouter des racines cuites, avec des recoupes, du lait aigre ou du petit lait.

Dans les exploitations où les rebuts des laiteries, des brasseries ou des distilleries forment l'unique nourriture des porcs, le nombre de ces animaux est proportionné à la production de ces matières.

Produits et utilisation

Il n'est guère possible d'entretenir des porcs de race dans les petites exploitations; mais on a toujours assez de ressources pour engraisser à demi ou complétement un ou plusieurs de ces animaux. La vente des cochons de lait ou de six mois rapporte souvent de grands bénéfices.

Lorsque ces cochons de lait se vendent facilement et à un bon prix, il est avantageux de faire porter les truies tous les six mois deux ans de suite, et sur les quatre ventrées qu'on obtient pendant cet espace de temps, d'en vendre trois, et de garder la dernière dans le but de l'élever pour son usage particulier.

Dans le cas contraire il vaut mieux ne faire porter la truie qu'une seule fois : elle sera alors moins sujette à se trouver, au commencement de l'engraissement, dans un état de maigreur qui l'empêcherait de profiter.

Le porc peut s'engraisser à tout âge ; néanmoins, passé deux ans, sa chair est peu délicate, et son engraissement moins profitable. Un porc bien soigné est bon à engraisser à l'âge de six mois.

Il faut châtrer le porc avant de le mettre à l'engraissement.

Le porc est un des animaux chez lesquels le désir de la reproduction se manifeste avec le plus de force et le plus fréquemment. L'agitation que les truies éprouvent lorsqu'elles sont en chaleur retarde beaucoup leur engraissement : aussi faut-il avoir soin de les châtrer aussitôt qu'on est décidé à ne plus les faire couvrir.

La même précaution est d'autant plus nécessaire pour les verrats, que lorsqu'on la néglige, leur chair est imprégnée, comme celle du bouc, d'une odeur désagréable.

Les porcs que l'on ne destine pas à la reproduction doivent être châtrés de très bonne heure; ils supportent facilement, lorsqu'ils sont jeunes, cette opération, qui a souvent des suites funestes pour les truies-mères qui ont déjà porté, surtout lorsqu'elle est exécutée par une main inhabile.

Il y a deux sortes d'engraissement : l'engraissement complet, et le demi-engaissement. Le premier a pour objet de produire du lard; le second, de rendre seulement la viande plus succulente.

Les jeunes porcs s'engraissent ordinairement à demi, et les vieux complètement.

Les porcs gagnent plus en poids pendant les premières semaines de l'engraissement que pendant les dernières.

L'engraissement des porcs domestiques se commence ordinairement avec des racines ou des tubercules, et s'achève avec du grain qu'on leur donne entier ou moulu, cuit ou fermenté.

Les porcs sont aussi friands de sel que les moutons et les bêtes à cornes : il est bon d'en mélanger avec les aliments fades qu'on leur donne en grande quantité, comme les pommes de terre et la farine.

Le demi-engraissement peut s'opérer avec quelque nourriture que ce soit, pourvu qu'elle soit abondante.

Les racines et les tubercules ne suffisent pas pour engraisser complétement les porcs; il faut y ajouter des céréales, ou même faire du grain leur nourriture exclusive.

Toutes les espèces de grains peuvent être employées à l'engraissement des porcs. On doit néanmoins donner la préférence à celle dont la valeur vénale actuelle est la moins élevée, comparativement à sa puissance nutritive.

L'engraissement avec du grain n'est avantageux qu'autant qu'il est converti en malt, cuit, ou réduit en farine : car le grain est une denrée précieuse, d'un prix élevé, et il faut que la digestion en soit complète et facile, pour que l'animal en convertisse la plus grande partie possible en matière animale.

L'engraissement qui a lieu avec de la bouillie de farine aigrie et fermentée est moins coûteux et plus prompt que celui qui s'opère avec du grain sec ou récemment détrempé.

On délaie un décalitre de farine d'orge, de pois ou de fèves, dans vingt-quatre litres d'eau. On remue fréquemment ce mélange, et on le donne au bétail lorsqu'il est complètement aigre, ce qui a lieu au bout de trois semaines en hiver, et de quinze jours pendant les chaleurs. On doit toujours avoir à sa disposition plusieurs baquets remplis de cette nourriture pour en donner toujours aux porcs une même quantité.

Le rapport du poids de la chair nette et de la graisse au poids vif est beaucoup plus élevé chez le porc que chez les autres animaux. C'est aussi chez le porc que la graisse, c'est-à-dire le lard et la panne, sont en plus forte proportion relativement à la chair maigre.

ÉDUCATION DES ANIMAUX DE BASSE-COUR.

DU COQ ET DE LA POULE.

On donne le nom de *poule* à la femelle du *coq*, celui de *poussin* au petit encore trop jeune, et celui de *poulet* à celui qui est parvenu à l'âge de l'adolescence. Le chapon est le mâle privé par la castration des organes génératifs, et la poularde, la femelle rendue stérile par une opération analogue.

Un beau coq doit être grand dans son espèce

avoir les pieds gros, garnis d'ongles forts, et les ergots longs et pointus ; les cuisses longues, grosses et fournies de plumes; la poitrine large, le cou long, garni de plumes de diverses couleurs, le bec fort et crochu, les yeux pleins de feu et étincelants; la crête et les barbes grandes, et d'un beau rouge vif; la queue à deux rangs, recourbée, relevée au dessus de la tête. Le coq doit être libre dans ses mouvements et surtout bien emplumé. Il faut qu'il chante souvent, qu'il gratte bien la terre, afin d'en tirer des vers pour ses poules; qu'il les appelle bien; enfin qu'il soit vif, alerte, pétulant, ardent à les caresser. Si quelques-unes de ces qualités lui manquent, il n'est pas bon et doit être réformé. Les meilleurs coq sont de couleur rouge, bleue ou noire; mais ceux d'un rouge obscur sont surtout préférables quand on veut faire une bonne race.

Quant au choix qu'on doit faire des poules, il faut prendre celles qui ont les yeux tendres, la tête grande, la crête rouge, simple et pendante, les jambes et les pieds jaunes, les griffes courtes et fortes; mais il vaut mieux qu'elles n'aient pas de griffes de derrière, car c'est avec celles-là qu'elles cassent souvent les œufs lorsqu'elles couvent.

En général, les poules qui pondent le plus sont de grosseur moyenne; et pour faire le fondement d'une bonne basse-cour, il faut avoir le soin de ne jamais mêler leur races, et de n'admettre que celles qui descendent des premières dont on a fait choix. Celles qui ont les ergots haut montés pondent peu, ainsi que celles qui sont trop grasses.

Un coq bien choisi peut suffire à douze ou quinze poules; mais il vaut mieux ne lui en donner que neuf, et toujours proportionner la grandeur du coq à celle des poules. La durée du coq ne se prolonge guère au delà de quatre ans; alors il est convenable de le renouveler.

En général, on doit exclure d'une basse-cour en rapport, les poules de curiosité, toutes celles qu'on recherche pour leur beauté, leur énorme huppe, leur taille gigantesque, de même que celles à plumage frisé, parce qu'elles sont trop affectées de la chaleur et du froid; et aussi les poules à pattes emplumées, parce qu'elles sont toujours chargées de boue dans les temps humides, ce qui les refroidit et les empêche de pondre.

Il faut, de même, rejeter celles qui sont farouches et pondent dehors. Les poules qui chantent souvent, ainsi que les coqs, ne valent rien. Une poule de bon rapport ne se maintient guère que quatre ou cinq ans aus au plus.

Les poules n'ont pas besoin d'être cochées pour produire des œufs; mais elles en donnent moins que lorsqu'elles ont été fécondées, et ceux qu'elles pondent en l'absence du mâle ne valent rien pour l'incubation, parce qu'ils manquent de germe.

La ponte est de dix-huit à vingt œufs; elle a lieu dès le mois de février, quelquefois même pendant tout l'hiver, lorsque cette saison est peu rigoureuse. Les jeunes poules pondent à l'âge de dix ou douze mois; elles sont plus fécondes que les vieilles; mais celles-ci sont meilleures pour l'incubation. On doit choisir pour couver les plus grosses, les mieux emplumées, et celles qui craignent le moins l'approche de l'homme et des animaux.

C'est dès le mois de février, lorsqu'il est doux,

que les poules commencent à pondre. Il faut avoir soin de lever les œufs à mesure qu'ils sont pondus. On laisse dans chaque nid un œuf, et pour que ce soit toujours le même on le marque; les œufs de plâtre ne leurrent pas aussi bien les poules. Il y a des poules qui cassent et mangent leurs œufs. Il faut s'en défaire, ou se servir d'un expédient qui leur ôte cette habitude; pour cela on vide un œuf de son blanc par un petit trou qu'on fait à la coquille ; ensuite le jaune qui est resté on le mêle avec du plâtre dont on remplit l'œuf, et après l'avoir fait durcir sous la cendre, on le présente à la poule. Elle voudra le manger, mais elle en sera bientôt rebutée. Les œufs les plus gros, les plus frais pondus, et ceux qui vont au fond de l'eau sont les meilleurs à donner à couver : ils ne doivent pas avoir plus de trois semaines. On prétend avoir remarqué que les œufs où l'on aperçoit un vide ou une vésicule d'air à la pointe, contiennent le germe d'un coq, et que ceux où l'on aperçoit ce vide sur le côté contiennent le germe d'une poule. On doit aussi avoir observé que les œufs allongés produisent ordinairement des mâles, et les œufs plus ronds des femelles. Il faut bien se garder de remuer les œufs pendant l'incubation , la poule les retourne elle-même quand cela est nécessaire.

La poule couve avec tant de constance, qu'elle se laisserait souvent mourir d'inanition sur ses œufs, si l'on n'avait soin de l'en ôter pour la faire boire et manger au moins une fois par jour. Quelques ménagères préfèrent placer tout près du nid de l'eau et du grain, afin que la poule puisse manger sans se déplacer. Cet expédient est fort utile : car on prévient alors le refroidissement des œufs; mais il faut avoir soin de renouveler l'eau tous les jours. La couveuse mange d'ailleurs très peu tant que dure l'incubation.

La couvée dure de dix-huit à vingt-un jours, au bout de ce terme tous les petits doivent éclore. On visite alors le nid, on jette les œufs clairs ou pourris, et ceux où les poussins ont péri par l'effet du tonnerre ou de quelque autre accident. On peut même secourir les poussins qui veulent éclore, et qui sont quelquefois trop faibles pour percer la coque de l'œuf. Dans ce cas, aussitôt qu'on entend le petit piauler, on enlève doucement avec une épingle quelques éclats de la coquille, en prenant bien garde de blesser le poussin.

Quand tous les poussins sont éclos on les sort du nid, et on les met au fond d'un tonneau avec leur mère; le lendemain on les expose au soleil sous un panier d'osier, et on leur donne un peu de mie de pain détrempée dans du lait, et plus tard de l'orge bouillie, des poireaux hachés bien menu, et du son mouillé.

Lorsqu'ils ont atteint un certain âge, par exemple cinq à six semaines, on les abandonne aux soins et à la vigilance de leur mère, qui, toujours attentive sur ce qui environne sa famille, prend soin de les faire manger, en [illegible] appelant sans cesse dès q[illegible] chose de propre à aigui[illegible] couvre de ses ailes au premier danger q[illegible] menace.

Si l'on a plusieurs couvées de poussins en même temps on fera bien d'en donner une trentaine à conduire à une seule mère, et de remettre les autres poules à couvert, si elles se sont bien acquittées de la première incubation.

La nourriture qui convient aux poules se compose de criblures et des vanneries de graines entremêlées de quelques herbes hachées ou de quelques fruits, selon la saison, et de son bouilli. En tout temps deux repas suffisent : un le matin en sortant du poulailler, et l'autre à deux heures. Rien n'excite plus les poules à pondre et ne les tient en meilleure santé que les légumes farineux bouillis et donnés chauds ; les pommes de terre possèdent au plus haut degré ces avantages. On peut aussi donner aux poules de l'avoine pure lorsqu'on veut qu'elles pondent, de même que de l'orge moulue, de la vesce, du millet, du blé sarrasin, du chénevis, etc. — La graine du tournesol est aussi une excellente nourriture et la meilleure de toutes. Celle composée d'orge à demi-cuite fait, dit-on, pondre de gros œufs. On donne par jour quatre à six onces de graine aux poules qui sortent, et huit à celles qu'on tient enfermées. On peut aussi nourrir les poules et les rendre propres à pondre en conservant une partie des eaux de lavure de la cuisine, ainsi que les croûtes et les miettes de pain. On rassemble tous les restes des herbes et des légumes qu'on emploie à la cuisine, on met toutes ces différentes substances dans un chaudron qu'on remplit de lavure d'assiettes, on fait bouillir le tout jusqu'à une certaine consistance, avec du son, tantôt d'orge, tantôt de seigle, tantôt de froment; on leur donne cette nourriture entre six et sept heures du matin en été; en hiver entre huit et neuf heures; on les laisse ainsi jusqu'à onze heures ou midi en hiver, et neuf à dix en été ; on les appelle alors pour leur donner du grain; on leur jette à terre une petite poignée pour chacune, et puis on leur laisse chercher leur nourriture le reste de la journée. — Dans le temps de la moisson on supprime le grain, parce que les poules trouvent assez de quoi se nourrir aux champs. Elles aiment beaucoup les mûres : on plante pour elles des mûriers blancs ou noirs. Les mûres sauvages, fruits d'une ronce qui les porte, leur plaisent beaucoup et rendent leur chair blanche et délicate; il est bon d'en mettre beaucoup dans les haies de clôture, qui en deviennent d'ailleurs plus épaisses et en quelque sorte impénétrables.

Pour économiser le grain, et fournir en abondance à la volaille les vers dont elle est si avide, on a imaginé d'établir ce qu'on appelle des verminières. Voici la manière de les préparer. On creuse une fosse d'une dimension proportionnée à l'étendue de la basse-cour et à la quantité de volailles qu'on élève, et on en tapisse le fond d'un lit de paille de seigle haché très menu, d'un demi-pied de hauteur; on recouvre cette paille d'une couche de crottin de cheval, et ensuite d'une autre couche de terre, sur laquelle on répand du sang de bœuf ou de tout autre animal, avec du marc de raisin, de l'avoine, du son, le tout mélangé de tripailles de bêtes de boucherie, de cadavres de chiens, etc., et ainsi de suite jusqu'à ce que la fosse soit remplie. On recouvre le tout de broussailles et de larges pierres, pour empêcher la volaille d'y gratter.

Cette espèce de couche ne tarde pas à entrer en putréfaction et à donner naissance à des milliers de vers et d'insectes. Chaque matin un homme tire, en trois ou quatre coups de bêche, la portion de la journée, et la répand dans un de la basse-cour : car il serait dangereux laisser la volaille en manger à discrétion. Ce supplément de nourriture entretient la santé des poules, leur aiguise l'appétit, et accélère la ponte.

Il faut donner à manger aux poules devant leurs poulaillers, sur une planche nette et unie, qui doit être balayée tous les matins à cet effet. A côté de la porte on place un fond de baquet plat, qu'on tient toujours plein d'eau et qu'on renouvelle chaque jour avec exactitude. L'abreuvoir de la cour n'en saurait dispenser car la poule, quittant son manger pour boire, il s'ensuit que, si elle est obligée de s'éloigner, les autres ont tout fini lorsqu'elle revient. — Le matin, il ne faut lâcher les autres animaux que lorsque les poules ont achevés leur repas.

La disposition et la tenue du poulailler ont une grande influence sur la prospérité de volaille.

Le poulaillier doit être exposé au levant ou au midi, à l'abri du froid, spacieux, plutôt obscur que clair, et garni de perches carrées, une quantité de paniers proportionnés à la quantité de volaille qu'on se propose d'élever. On l'ouvrira tous les jours de grand matin, et on le fermera exactement chaque soir, après le coucher du soleil, lorsque les poules s'y seront retirées. On changera le foin des nids tous les quinze jours, et on enlèvera la fiente et les ordures au moins une fois par semaine.

Les cultivateurs intelligents ne manquent jamais de planter près du poulaillier un arbre sur lequel les poules puissent se percher et se mettre à l'abri des chaleurs de l'été : c'est ordinairement un cerisier ou un mûrier, dont les fruits plaisent beaucoup à la volaille, et lui sont très salutaires. Enfin les personnes qui prennent véritablement soin de leur basse-cour portent la prévoyance jusqu'à placer dans un coin, près du poulaillier, une petite fosse remplie de sable fin, dans laquelle les poules vont se rouler. Ce sable dont elles se couvrent tout le corps chasse la vermine. Elles en ont principalement besoin lorsqu'elles ont terminé l'incubation.

La poule vit de dix à douze ans.

DU DINDON.

Lorsqu'on veut peupler une basse-cour de ces animaux, il faut préférer les individus noirs, et choisir les mâles et les femelles les plus gros et les plus éveillés; car les mâles à plumage noir sont plus vigoureux, et les dindes de cette couleur sont aussi plus fécondes, leur chair est plus fine et plus délicate. Les pattes courtes et le corsage grand marquent les poules d'Inde bien constituées et très-propres à multiplier, n'étant pas prises trop jeunes.

La poule d'Inde n'est pas aussi féconde que la poule ordinaire. On devra donc, pour l'exciter à souffrir le coq et à pondre, lui donner de temps en temps quelque nourriture qui l'échauffe, comme, par exemple, de l'avoine, du chénevis; du sarrasin, etc., et avec cela, elle ne fait ordinairement, par année, qu'une ou deux portées environ de douze à quinze œufs chacune; lorsqu'elle en fait deux, elle commence la première sur la fin de l'hiver environ ou vers la mi-février, et la seconde dans le courant d'août. Les œufs sont blancs avec quelques petites taches d'un jaune rougeâtre.

On reconnaît que la femelle veut couver lorsqu'elle reste sur son nid, après la ponte, plus d'une demi-heure de suite. On peut lui donner vingt à vingt-deux œufs de son espèce, ou jusqu'à trente œufs de poule.

Il faut bien se garder de toucher les œufs pendant l'incubation ; la mère attentive les change elle-même de place ; on remarque qu'elle fait passer successivement ceux du centre à la circonférence, et ceux de la circonférence au centre. Le nid doit être large et garni d'une grande quantité de paille, où elle puisse enfoncer ses longues pattes ; sans cette précaution, on court le risque d'avoir beaucoup d'œufs cassés.

On est dans l'usage de lever chaque jour les dindes de leur couvée pour leur donner à boire et à manger : car elles couvent avec tant d'ardeur, qu'elles se laisseraient périr d'inanition plutôt que de quitter leurs œufs ; mais il est plus simple de mettre devant elles et à leur portée la nourriture et la boisson. De cette manière, il est rare que la couvée ne réussisse pas ; le poussin renfermé dans l'œuf n'éprouvant point les alternatives du froid et du chaud, comme lorsqu'on enlève chaque jour la mère pour la faire manger, il a toujours la force de percer sa coquille et d'en sortir.

Si l'on a plusieurs mâles inutiles, il est facile de les faire couver comme les dindes. On leur enlève les plumes du ventre, et on leur frotte cette partie avec des orties et de l'eau-de-vie mêlée de poivre ; on les met ensuite sur un nid garni d'œufs, dans un endroit obscur. L'animal éprouve une démangeaison et une sensation de froid que la chaleur du nid peut seule faire cesser ; il ne quitte plus alors ses œufs, et conduit ensuite les petits avec la même sollicitude que la femelle.

L'incubation dure de trente à trente-deux jours.

Le dindon, si vigoureux lorsqu'il est adulte, est de tous les hôtes de la basse-cour le plus difficile à élever dans sa jeunesse, car il est alors extrêmement délicat. Les dindonneaux sont très sensibles au froid et à l'humidité ; une chaleur excessive leur est également contraire. D'un autre côté, il n'en est pas de cet oiseau comme du poulet, qui becquète et prend lui-même sa nourriture au sortir de la coquille ; il faut lui ouvrir le bec et le remplir de pâtée.

La première nourriture des dindonneaux doit être un mélange d'œufs cuits durs, de mie de pain, de fromage blanc et d'orties hachées très menus. On supprime peu à peu les œufs ; les orties cuites ou d'autres herbages mêlés avec du son suffisent ensuite. L'orge, le millet et autres grains semblables leur apprennent à becqueter. On leur donne à boire de l'eau, ou mieux encore de la bière.

On ne saurait leur donner à manger trop souvent, et les tenir dans un endroit trop sec. Si le temps est beau, on les conduira dehors avec leur mère ; mais si le soleil est trop ardent, on fera bien de leur pratiquer un petit abri sous lequel ils pourront se mettre à l'ombre, et participer en même temps à la chaleur. Dès que les dindonneaux piaulent, c'est un signe que la faim les presse : leur estomac est si chaud que la digestion des aliments est faite en une demi-heure ; moins ils attendent, et plus ils prospèrent. Dès que l'on s'aperçoit qu'ils ne mangent pas avec avidité, il faut leur administrer quelques gouttes de vin pour leur rendre l'appétit.

En Suède, aussitôt que les dindonneaux ont quitté la coquille, on leur fait avaler un ou deux grains de poivre, et on les remet sous leur mère ; on les nourrit ensuite avec de la mie de pain détrempée dans du lait, et mélangée de feuilles de patience hachées très menu. Le cresson, dont ils sont très avides, leur est très profitable ; mais les œufs de fourmis sont la meilleure nourriture qu'on puisse leur donner.

Une époque critique pour les dindonneaux est celle où ils prennent le rouge, c'est-à-dire où des mamelons couleur de sang remplacent le duvet qui leur recouvrait auparavant une partie de la tête et du cou ; l'apparition de ces mamelons, qui a ordinairement lieu six semaines ou deux mois après la naissance des dindonneaux, les rend tristes, et leur ôte l'appétit ; il est alors plus que jamais nécessaire de les tenir chaudement, et de leur administrer un peu de vin.

Dès que les dindonneaux auront cinq à six semaines, un petit garçon pourra les mener paître dans les champs pendant trois ou quatre heures de la journée, et toujours par un beau temps : il aura soin de les défendre des orties ; car lorsque les dindonneaux se piquent aux pattes, ils se déchirent eux-mêmes jusqu'au sang. Quand ils seront rentrés à la maison, on leur donnera du menu grain, du son mouillé et un peu de mouron à fleurs jaunes, qui leur est très bon étant haché, sans jamais les laisser manquer d'eau.

On les gouverne ainsi jusqu'à ce qu'ils soient

devenus gros comme des chapons; on peut alors les conduire aux champs avec moins de précaution, et les y laisser la plus grande partie de la journée, car les dindons adultes ne craignent ni le froid, ni l'humidité, comme dans leur enfance. On les laisse coucher dehors, pendant la belle saison, sur un juchoir composé d'un poteau traversé de plusieurs barres en croix à différentes distances, depuis six pieds de terre jusqu'en haut. Les dindons passent la nuit en plein air; ils se perchent quelquefois sur les arbres pour être plus élevés, et surtout sur le mûrier à fruits blancs ou noirs, dont ils sont très friands.

Lorsque les dindonneaux ont été surpris par une pluie froide, et qu'ils restent sans mouvement, il faut leur souffler de l'air chaud dans le bec, les envelopper de linges chauds, et, lorsqu'ils reprennent leurs forces, leur faire avaler quelques gouttes de vin.

Les gros propriétaires de la Champagne entretiennent de nombreux troupeaux de dindons qu'ils font conduire dans les champs à l'époque de la moisson, après l'enlèvement des gerbes. Ces troupeaux ramassent tout le grain qui serait perdu sans cette espèce de glanage.

Chaque pays a une méthode particulière d'engraisser les dindonneaux. A Saint-Chaumont, dans le Lyonnais, on les fait parvenir à un degré d'obésité extraordinaire, en les renfermant dans un endroit peu spacieux et obscur, où on leur donne à manger à discrétion une pâtée de farine de sarrasin ou de maïs détrempée dans du lait. On leur fait en avaler quatre à cinq fois par jour des de pomme de terre cuites; quelques y ajoutent des œufs cuits et hachées. Dans d'autres pays, on se contente du régime ordinaire, et on leur fait seulement avaler, tous les soirs, cinq à six boulettes de farine d'orge; on obtient, au bout de ce temps, des dindes excessivement grasses, délicieuses, et d'un poids souvent considérable.

Il ne faut pas craindre d'étouffer les dindonneaux en leur faisant avaler des boulettes dont la grosseur et le nombre peuvent paraître disproportionnés à la capacité de leur gosier. M. Bowle rapporte une expérience qui fera juger de la rapidité avec laquelle le dindon digère les aliments les plus volumineux. Il commença par donner à chaque dindon vingt noix entières par jour, dix le matin et dix le soir, et il en augmenta graduellement le nombre jusqu'à leur donner, au bout d'une semaine, cent vingt noix en un seul jour. Cette expérience dura douze jours, au bout desquels on tua le dindon, qui se trouva très gras et très délicat. On lui faisait avaler ces noix une par une, en lui glissant la main le long du cou jusqu'à ce qu'on sentît que la noix avait passé dans l'œsophage. Douze heures après, le dindon avait parfaitement digéré jusqu'aux moindres particules de la coquille, sans qu'il lui en restât le moindre vestige ni dans le jabot, ni dans les intestins.

Les cultivateurs les plus intelligents de la Souabe ont une manière aussi économique qu'avantageuse de nourrir les dindons. Ils font cuire des raves et des pommes de terre, et ils en forment une pâtée qu'ils font sécher au four pour la conserver. Ils en émient chaque jour une certaine quantité qu'ils distribuent aux dindons, dont elle forme la nourriture exclusive. Cet aliment remplace le grain pendant toute l'année, et engraisse même la volaille quand on le lui donne en assez grande quantité.

Les dindons prenant naturellement la graisse avec facilité, il est inutile de les chaponner : la castration rend néanmoins leur chair plus délicate; mais cette opération est plus dangereuse chez eux que chez le coq. On ne pratique pas l'ouverture au dessus du croupion comme chez le poulet; car, les dindons ayant le corps plus grand, les testicules se trouvent plus éloignés du lieu de l'incision, et il serait souvent assez difficile de les atteindre avec le doigt : on y procède d'une autre manière. Au dessus de la fourchette, près de la cuisse, se trouve une peau mince qui recouvre la cavité du ventre depuis l'os de la poitrine jusqu'aux côtes. On écarte avec précaution les plumes sur cette partie, et l'on fait une incision d'environ un pouce de long; on introduit les doigts par cette ouverture, et on les dirige du côté du dos, où l'on rencontre les testicules : on passe le doigt à l'entour, et on les amène doucement jusqu'à l'ouverture, où on les coupe. On frotte la plaie avec du beurre frais, et on la saupoudre de cendres; on opère de même de l'autre côté. On peut châtrer les dindonneaux huit jours après qu'ils ont pris le rouge.

La durée moyenne de la vie du dindon est de douze, treize ans.

De l'oie.

On distingue deux variétés d'oies domestiques, qui ne diffèrent que par leur taille;

mais la grande est la seule qu'on élève, parce qu'elle est d'un meilleur rapport. Pour avoir une belle race d'oies, il faut choisir des jars (c'est le nom qu'on donne au mâle de l'oie) de grande taille et entièrement blancs, et des femelles qui aient l'entre-deux des jambes très large et un plumage gris ou panaché. Parmentier croit qu'il serait possible de trouver dans l'espèce sauvage des jars qui s'accouplassent avec des oies domestiques, et produiraient des métis dont la chair serait plus délicate. Il paraît qu'en Espagne, où les rivières et les lacs sont partout couverts de canards et d'oies sauvages, ces croisements ont été tentés avec le plus grand succès.

Un jars suffit à cinq ou six familles; l'accouplement a lieu en février, ou plus tôt, suivant la chaleur de la saison. Mais il est facile d'en hâter l'époque afin d'avoir des oisons de bonne heure, en donnant au mâle et à la femelle des graines échauffantes. On reconnaît que le moment de la ponte est venu lorsqu'on voit l'oie porter de la paille à son bec pour construire son nid ; il faut alors répandre une assez grande quantité de paille sèche et courte près de l'endroit qu'elle aura choisi. Si cet endroit n'est pas naturellement chaud et éloigné du bruit, il convient de la détourner de son premier choix, en rassemblant dans le lieu où on veut la faire pondre de la paille et des orties, dont elle aime beaucoup l'odeur, et en y commençant un nid : l'oie ira successivement y déposer ses œufs, surtout si l'on a soin de mettre de la nourriture à sa portée, ainsi qu'un grand vase plein d'eau, où elle puisse boire et même se baigner pendant l'incubation. L'oie ne doit pas tarder de couver lorsqu'on s'aperçoit qu'après chaque ponte elle reste sur ses œufs plus longtemps que de coutume.

La durée de l'incubation varie, de même que l'époque de la ponte, suivant la chaleur du lieu ou de la saison, de vingt-neuf jours au moins à trente-trois jours au plus.

Il arrive souvent que des œufs éclosent deux, trois et même quatre jours avant les autres; il faut alors sortir promptement les oisons du nid, car autrement la mère abandonne la couvée aussitôt qu'elle sent quelque chose remuer sous elle. On les tient chaudement, sans se presser de leur donner à manger, et on les rend à leur mère lorsque tous les œufs sont éclos, ou que le terme le plus long de l'incubation est expiré. La poule commune peut être employée à couver des œufs d'oie; mais, comme ils sont fort gros, on ne peut guère lui en donner que sept ou huit. La dinde peut au contraire en faire éclore une quinzaine.

Il ne faut donner à manger aux jeunes oisons qu'au bout de vingt-quatre heures, après leur sortie de la coquille. On leur distribue alors des œufs cuits durs et hachés très menu, mélangés de jeunes orties, de croûtes de pain bouillies ou de farine d'orge. On peut les laisser sortir au bout de trois ou quatre jours, mais il faut attendre que la rosée soit entièrement dissipée, et avoir soin de les faire rentrer aussitôt que le temps se rafraîchit ou qu'il menace de pleuvoir; car le froid et l'humidité sont très contraires à cet oiseau. On continue de leur donner soir et matin une nourriture composée de pain, de recoupes, de pommes de terre cuites et d'herbages hachés, et surtout de mélilot. Il est bon de mélanger, tant qu'ils sont petits, un peu d'ail haché dans leur nourriture, et de mettre dans l'eau qu'ils boivent un petit morceau de camphre enveloppé d'un linge.

On les gouverne ainsi jusqu'à ce que leurs ailes commencent à se croiser; il faut alors les nourrir avec un soin tout particulier, car cette époque est très critique pour les oisons. On leur donnera soir et matin de l'orge égrugée, mélangée de jeunes orties hachées.

L'oie adulte se nourrit de grains, d'insectes, et de toutes sortes d'herbages; elle se plaît beaucoup dans les contrées marécageuses; mais le voisinage des eaux n'est pas indispensable à son éducation : il suffit, dans les pays où l'on n'a pas cet avantage, de lui faire creuser un petit réservoir où elle puisse barbotter.

Dans le Bas-Languedoc, le simple métayer ne conserve pas le mâle, à cause de la nourriture qu'il coûte et de sa méchanceté. Au printemps, et moyennant une légère rétribution, il conduit la femelle au mâle qu'on a gardé dans les métairies un peu considérables pour servir d'étalon.

Les oies peuvent être confiées à un gardien à l'âge de dix semaines; l'herbe qu'elles mangent dans les prés suffit pour les entretenir en bon état : cependant les bonnes ménagères leur donnent toujours quelque chose à leur retour, pour les empêcher de maigrir, et les faire rentrer au logis avec plus d'empressement.

On a vu dans le Beaujolais des troupeaux d'oies considérables sortir d'elles-mêmes, et sans garde, de l'habitation, gagner
y rester la i

soir sans le secours de personne. Une mère, élevée à ce manége, y conduit ses petits; et l'exemple, une fois donné, se perpétue sans que le propriétaire y songe ; mais une trop grande sécurité est quelquefois funeste au propriétaire. Il arrive assez souvent que des oies sauvages passent, s'abattent près des oies domestiques, dans les prairies, et qu'il prend fantaisie à ces dernières de recouvrer leur liberté. On peut prévenir cet inconvénient en leur tirant quelques plumes des ailes, ou, lorsque l'oiseau est encore très jeune, en lui cassant le bout de l'aile, vulgairement nommé *fouet*.

On peut engraisser l'oie a deux époques différentes de sa vie : lorsqu'elle est encore jeune, ou lorsqu'elle est parvenue à la grosseur qu'elle doit atteindre. L'engraissage exige un tiers moins de temps dans le premier cas que dans le second.

Il y a deux manières d'engraisser les oies l'une, moins expéditive, mais moins dispendieuse, consiste à leur présenter une pâtée qu'on leur laisse manger à discrétion; l'autre, plus prompte, mais plus pénible, qui est de leur faire avaler, plusieurs fois par jour, un certain nombre de boulettes dont la compositiou varie suivant les localités et les nsages des cultivateurs.

Pour engraisser les oies d'après le premier procédé, il suffit de les plumer sous le ventre, de les enfermer dans un endroit obscur, peu spacieux et éloigné du bruit, et de leur présenter une nourriture abondante et substantielle. qu'on a soin de varier et de renouveler deux ou trois fois par jour. C'est ordinairement de la farine d'orge, d'avoine ou de maïs détrempée dans de l'eau, ou mieux encore dans du lait Quelques personnes remplacent cette pâtée par des pois ou par des pommes de terre cuites, également délayées dans de l'eau. Dans la Thuringe on nourrit d'abord les oies avec des raves hachées qu'on leur distribue plusieurs fois par jour, et par petites portions. Au bout d'une douzaine de jours, on y substitue l'orge ou l'avoine, qu'on leur donne à discrétion. Une oie est ordinairement grasse et bonne à tuer quand elle a consommé cinq à six décalitres.

Le second procédé donne beaucoup plus de peine : on saisit l'animal entre ses jambes, on lui ouvre le bec de la main gauche, et on lui fait avaler de la main droite, à des intervalles plus ou moins rapprochés, des boulettes d'un pouce et demi à deux pouces de longueur, et d'un demi-pouce d'épaisseur; on leur fait ensuite boire du lait ou de l'eau de son, et on les met dans un endroit chaud et obscur. L'oie est ordinairement grasse au bout de deux à trois semaines quand on renouvelle cette opération trois fois par jour, et qu'on lui donne chaque fois sept à huit boulettes.

Un des cultivateurs les plus intelligents des environs de Berlin obtient des oies d'une grosseur monstrueuse et d'une délicatesse toute particulière, en leur donnant par jour, en sept ou huit mois, une trentaine de boulettes de farine de maïs, délayée dans du lait, et en leur faisant en outre avaler, le matin, à midi, et le soir, une boulette composée de farine de froment et de terre bolaire, par parties égales, et d'une pincée d'antimoine. Il leur fait boire de l'eau chaude mélangée d'agaric femelle pulvérisée.

Les oies, lorsqu'elles ne vont pas à l'eau, sont sujettes aux pous. La meilleure manière de les prévenir, c'est de tenir propres les étables, d'y répandre du sable fin, des branches de fougères, de thym ou de lavande, et de mettre dans les nids quelques grains de poivre et des graines de sévadille. Un autre fléau bien plus redoutable pour les oisons, ce sont de petits insectes qui s'introduisent dans leurs naseaux et leurs oreilles, quelquefois en assez grand nombre pour les faire périr. Quelques personnes pensent que ces insectes déposent dans les parties où ils logent des œufs qui donnent naissance à des vers qui rongent le cerveau de l'animal. On reconnaît qu'une oie en est attaquée lorsqu'elle perd l'appétit, secoue la tête, tend le cou, marche les ailes pendantes, et se frotte souvent le bec. Le remède le plus connu en France, c'est de lui plonger à plusieurs reprises la tête dans l'eau, pour forcer l'insecte à fuir et à abandonner sa proie. Les cultivateurs allemands ont un autre moyen dont beaucoup garantissent l'efficacité : c'est d'oindre les oreilles et les naseaux des oisons avec de l'huile de laurier, qu'on peut facilement se procurer chez tous les pharmaciens.

La ciguë, dont les oisons sont très avides, et la jusquiame, sont pour eux des poisons violents : à peine en ont ils avalé une feuille, qu'ils tombent les ailes étendues, et périssent dans les convulsions, si on ne leur apporte un prompt secours. Le seul remède que l'on connaisse dans ce cas, c'est de leur administrer du lait frais avec de la rhubarbe.

Il faut choisir et éplucher avec soin les jeunes orties qu'on fait entrer dans la nourriture des oisons ; car cette plante devient un poison violent pour l'animal, lorsqu'elle est attaquée de la nielle ou par des pucerons. On fait cesser les accidents qui en résultent en faisant boire à l'oiseau de l'eau tiède dans laquelle on a fait dissoudre quatre à cinq grains de chaux.

Du canard, de la cane et du caneton.

Canard, cane, caneton. — Ces trois mots désignent le père, la mère et le petit. Toutes les espèces de canards vivent sur les eaux ou sur le bord des eaux ; leur nourriture est en même temps animale et végétale.

On élève communément dans les basses-cours trois espèces de canards : le *canard commun*, le *canard musqué*, vulgairement connu sous le nom de *canard d'Inde*, *de Guinée* ou *de Barbarie*, et *le canard métis* ou *mulet*, produit du canard musqué avec la canne commune.

Le canard musqué ; ainsi nommé à cause de l'odeur qu'il répand, est beaucoup plus gros que le canard commun ; il en diffère surtout par la tête. Ses yeux sont entourés d'une peau garnie de petits mamelons charnus, d'un rouge très vif, et marquée de petits points blancs ; le bec est d'un rouge vif, excepté à son origine où il est brun. La partie des jambes dégarnie de plume, les pieds et les doigts, ainsi que les membranes, sont rouges, et les ongles blanchâtres. La femelle est beaucoup plus petite que le mâle, dont elle diffère par la couleur. En général, les couleurs du canard musqué sont beaucoup plus variées que celle du canard commun.

Le canard métis est plus gros que le canard

commun, mais moins gros que le canard de Barbarie. Sa tête est dépourvue des mamelons qui caractérisent ce dernier, et son odeur de musc très peu prononcée. Ces canards, étant le produit de l'accouplement d'animaux d'espèce différente, sont presque toujours privés de la faculté de se reproduire.

Il est facile de distinguer le canard commun de la cane. Le mâle est plus gros que la femelle; il a aussi la voix plus forte et le plumage plus éclatant; mais le signe le plus saillant, c'est un assemblage de plusieurs plumes retroussées que le mâle porte sur le croupion, à l'origine de la queue. Le canard et la cane sont propres à l'accouplement jusqu'à trois ou quatre ans; il faut les remplacer à cet âge par des sujets plus jeunes. Un canard suffit pour dix ou douze canes.

La ponte commence vers la fin de février ou au commencement de mars, et dure jusqu'en mai; elle pourrait être de cinquante à soixante œufs si l'incubation ne venait l'interrompre. La cane demande à être surveillée de très près à cette époque, sans quoi on court risque de perdre beaucoup d'œufs; car, par une espèce d'instinct qu'elle conserve de l'état sauvage, elle pond dans des lieux écartés, même dans l'eau, et recouvre ses œufs de tout ce qu'elle trouve à sa portée. Les œufs de cane sont de couleur verdâtre, et plus gros que ceux de poule; ils sont plus délicats et très estimés pour la pâtisserie; mais, si on les fait cuire à la coque, le blanc, au lieu de devenir laiteux, acquiert une consistance solide.

La cane, ne pouvant guère couver plus de douze à treize œufs, il vaut mieux confier l'incubation à une dinde, qui peut en faire éclore une quarantaine. Outre l'avantage d'obtenir un plus grand nombre de canetons, on est moins sujet à en perdre par la suite, lorsqu'ils sont éclos. Quand on laisse à la cane le soin de la couvée, elle va à l'eau aussitôt que les petits sont sortis de la coquille, les canetons la suivent, et l'impression froide de l'eau en fait périr beaucoup. En confiant, au contraire, l'incubation à une dinde, les petits n'abandonnent qu'à un âge avancé leur mère adoptive, pour courir à l'eau, où leur instinc les entraîne, et la dinde les attend sur le rivage pour les réchauffer sous ses ailes.

Comme le canard domestique appartient à la même espèce que le canard sauvage, et que la différence qui distingue ces deux races n'a pour origine que la diversité du régime alimentaire, il est bon de régénérer de temps en temps le canard domestique, en l'accouplant avec le canard sauvage, ou mieux encore en faisant couver des œufs de canard sauvage par une poule ou par une cane ordinaire.

Les canetons qui résultent de cet accouplement ou de cette incubation ont la chair beaucoup plus délicate que les canetons domestiques, et s'apprivoisent facilement; mais il faut avoir soin de leur couper l'extrémité d'une aile: car, sans cette précaution, ils s'envolent avec les canards sauvages qui séjournent ou passent dans le pays. On reconnaît qu'une race de canards domestiques est plus ou moins dégénérée, suivant que sa couleur s'éloigne plus ou moins de celle du canard sauvage: la couleur blanche est l'indice du dernier terme de la dégradation.

On a remarqué que la cane domestique s'accouplait facilement avec le canard sauvage, mais que la cane sauvage se refusait aux empressements du canard domestique. Il en est de même de la cane de Barbarie, qui fuit les approches du canard commun.

L'incubation dure environ un mois. La nourriture des canetons, pendant les premiers jours, doit être du pain émié dans de l'eau, du lait ou du vin. On en prépare peu à la fois, parce qu'elle s'aigrit facilement. Quelques jours après, on leur donne une pâtée composée d'herbages cuits, par exemple d'orties, de farine d'orge, de froment ou de maïs, et d'œufs cuits durs et hachés. Quelques personnes y ajoutent de l'absinthe hachée, pour fortifier les canetons. Lorsqu'ils sont un peu plus forts, du son mouillé, des pommes de terre cuites, et des herbes crues et hachées leur suffisent.

Comme le canard est très-vorace, et que sa digestion s'opère très promptement, il est indispensable de lui donner à manger souvent, et jusqu'à ce que son jabot soit complètement rempli. Les vannures et les criblures des grains, les déchets de la cuisine, les restes de la laiterie, les glands, les châtaignes, les rebuts de légumes et des fruits, tout convient aux canards, jusqu'aux reptiles, les animaux de la voirie et les poissons dont il dépeuple les réservoirs.

On engraisse les canards en leur faisant avaler, deux ou trois fois par jour, un certain nombre de boulettes de farine de sarrasin délayée dans du lait; ou on gorge soir et matin les canards avec du maïs bouilli. Plusieurs succombent dans cette opération; mais ils n'en sont pas moins bons à manger, pourvu qu'on les saigne immédiatement. On reconnaît que le canard est parvenu au dernier degré d'embonpoint lorsqu'il porte sa queue en éventail.

La chair du canard musqué encore jeune est assez délicate ; mais celle du mâle adulte a une odeur désagréable, qu'on peut néanmoins diminuer en supprimant le croupion de l'animal lorsqu'il est tué ; car cette partie est le foyer où réside cette odeur.

On distingue aux signes suivants le canard domestique du canard sauvage : ce dernier a le plumage plus éclatant, les formes plus élégantes, les membranes des pattes plus minces, et les ongles plus aigus et plus luisants. Enfin l'estomac, anguleux et saillant chez le canard domestique, est toujours arrondi chez le canard sauvage.

On plume les canards deux fois par an, en mai et en septembre, sous le cou, le ventre et les ailes. On fait sécher le duvet dans un endroit bien aéré, et on le fait bouillir dans une lessive de chaux pour le purger de la partie huileuse inhérente aux plumes de tous les oiseaux aquatiques. Cette opération leur donne de l'élasticité, et les dépoille de leur mauvaise odeur.

Les canards vivent de douze à quatorze ans.

Du pigeon.

Les pigeons ne sont réellement pas domestiques comme les chiens et les chevaux, ni même prisonniers comme les poules : ce sont plutôt des captifs volontaires, des hôtes fugitifs qui ne se tiennent dans le logement qu'on leur offre qu'autant qu'ils s'y plaisent, autant qu'ils y trouvent la nourriture abondante et toutes les commodités, toutes les aisances nécessaires à la vie.

Il n'est pas d'espèce d'oiseau aussi généralement répandue ni aussi multipliée. Il n'en existe pas non plus qui présente plus de variété sous le rapport de la taille, de la fécondité, de l'élégance des formes, de la distribution du plumage et de la vivacité des couleurs. Mais comme nous ne devons considérer cet oiseau que sous le rapport de l'utilité, nous nous occuperons principalement du pigeon de colombier, ou *biset*, vulgairement connu sous le nom de pigéon *fuyard*.

Il y a plusieurs manières de peupler un colombier; la meilleure consiste à choisir, vers la fin de l'hiver, une quantité proportionnée de pigeons de l'année précédente, et des premières couvées, s'il est possible, et à les jeter dans le colombier, après en avoir fermé toutes les issues. On leur donnera chaque jour de l'eau fraîche et du grain en quantité suffisante; la même personne sera toujours chargée de ce soin, et ira leur donner à manger à la même heure; au bout de deux ou trois jours, les pigeons seront accoutumés à la voir, ils attendront cette heure avec impatience, et ne seront plus effarouchés. Dès que l'on s'apercevra que les pontes seront faites, et qu'il commencera a y avoir des œufs d'éclos, on ouvrira la trappe, et le mâle ou la femelle, entraînés par leur première éducation, iront dans les champs chercher leur nourriture pour leurs petits. On est assuré par là de fixer pour toujours, dans le colombier, les pères, les mères, et leur progeniture. On continuera pendant quelque temps à leur donner du grain: mais on en diminuera peu à peu la quantité, et après l'incubation de la seconde ponte, on n'en donnera plus.

Il convient de choisir, au moins à une ou deux lieues, les premières paires de pigeons dont on veut peupler un colombier, dans la crainte que la proximité de la vue de l'endroit où ils sont nés ne les y rappellent, quoiqu'ils en aient été séparés depuis plusieurs mois.

La nourriture ordinaire du pigeon se compose d'orge, d'avoines, de criblure ou de sarrasin ; ils sont très friands de vesces. Quand on veut accélérer leur ponte, on leur donne du chénevis mélangé de graine d'anis ou de cumin. On n'est guère obligé de les nourrir que depuis la mi-novembre jusqu'en février. Les pépins de raisin, qu'ils aiment beaucoup, peuvent être alors d'une grande ressource, surtout dans les pays vignobles; on les sépare des pellicules après les avoir fait sécher; on les bat avec le fléau, et on les vanne ensuite comme le blé. Cette nourriture, donnée en assez grande quantité, entretient la vigueur des pigeons, et les fait pondre pendant toute l'année, excepté au temps de la mue, pourvu que le colombier soit chaud et bien abrité. Il faut veiller à ce qu'ils ne manquent pas d'eau.

Le lieu qu'on choisit pour distribuer la nourriture aux pigeons doit être uni, tenu proprement, et à la proximité du colombier. On les fait venir en sifflant, pendant qu'on leur jette le grain. C'est le matin et le soir qu'il faut leur donner à manger, mais jamais à midi : à cette heure ils ont l'habitude de sommeiller. Il ne faut pas non plus que ce soit à une heure fixe : car autrement, les pigeons du voisinage ne manqueraient pas de venir partager la ration.

Le pigeon fuyard fait trois pontes par an; chaque ponte est ordinairement de deux œufs. L'incubation dure de seize à vingt jours Le mâle et la femelle couvent alternativement pendant le jour, et la femelle seule pendant la nuit.

Aussitôt que les pigeonneaux sont ressuyés, le père et la mère en prennent un soin égal, et leur dégorgent dans le jabot des aliments qu'ils ont avalés, et qu'une demi-digestion a, pour ainsi dire, réduit en bouillie. Ils leur donnent peu à peu une nourriture plus solide, c'est-à-dire du grain qu'ils ont conservé moins longtemps dans leur gésier.

Dès que les pigeonneaux sont en état de voler, les père et mère les chassent du nid, et les obligent de pourvoir eux-mêmes à leur subsistance. Ils sont fort longtemps à apprendre à chercher et à ramasser eux-mêmes le grain qui doit les nourrir; ils suivent ordinairement leurs père et mère, et en reçoivent la plus grande partie de leur nourriture, jusqu'à ce que ceux-ci s'occupent d'une nouvelle incubation.

Les jeunes pigeons pondent à six mois; leur écondité diminue dès la quatrième année.

Il n'y a guère d'oiseaux qui demandent à être tenus plus proprement que le pigeon. Le colombier doit être nettoyé quatre fois par an : la première fois; à la fin de l'automne; la seconde, au commencement du printemps, avant la ponte; la troisième fois, en juin; et la quatrième, en septembre. Il faut éviter de troubler les pigeons pendant la couvée · car ils s'effarouchent facilement, et quittent leurs œufs pour ne plus y revenir. Le fumier qu'on enlève doit être remué le plus doucement possible, de crainte que la poussière, qui est très contraire aux pigeons, ne vole en trop grande abondance sur les œufs qui sont dans les nids.

Il faut également nettoyer les nids toutes les fois qu'on en prend les pigeonneaux.

On s'étonne quelquefois qu'un colombier bien situé et bien garni soit d'un si faible rapport. Cette infériorité de produits ne doit être le plus souvent attribuée qu'à la négligence de remplacer les vieux pigeons, mangeurs inutiles, par de jeunes pigeonneaux. Pour entretenir comme il faut un colombier, on ne devrait pas toucher à la première couvée de chaque année.

Les *pigeons mondains* ou *de volière* sont beaucoup plus gros et plus féconds que les pigeons fuyards; ils produisent presque tous les mois de l'année, pourvu qu'ils soient en petit nombre dans la même volière, c'est-à-dire huit ou dix paires dans un espace de dix pieds carrés. Ils sont en état de produire à l'âge de huit ou neuf mois; mais ils ne sont en pleine ponte qu'à la troisième année; cette pleine ponte dure jusqu'à cinq ou six ans. Il y a des pigeons mondains qui pondent encore douze à ans.

La ponte des deux œufs a lieu en quarante heures en hiver et en douze heures pendans l'été: la femelle ne commence à couver assidûment qu'après la ponte du second œuf. L'incubation dure ordinairement dix-huit jours, quelquefois dix-sept, surtout en été, et jusqu'à dix-neuf ou vingt en hiver.

Le pigeon mondain demande, du reste, les mêmes soins que le pigeon fuyard.

De la pintade.

La pintade ou *poule de Numidie* n'est pas très commune dans nos basses-cours ; cependant ses œufs qui sont plus petits que ceux des poules communes, sont meilleurs et plus délicats que ces derniers. La difficulté d'élever cet oiseaux, le cri aigu, perçant et incommode qu'il jette fréquemment, son impétuosité et son humeur irascible sont les causes auxquelles il faut rapporter sa rareté. Nous ne nous arrêterons donc pas plus longtemps sur l'éducation des pintades, qui n'offrent que très peu d'intérêt dans la nomenclature des hôtes de la ferme.

Du faisan.

Le faisan est de la grosseur du coq ordinaire; il peut, en quelque sorte, le disputer au paon pour la beauté ; il est aussi noble, aussi fier, il a le plumage aussi distingué.

Si l'on veut entreprendre en grand une éducation de faisans, il faut y consacrer un parc d'une certaine étendue, qui soit en partie gazonné, et en partie semé de buissons, sous lesquels les oiseaux puissent trouver un abri contre la pluie et la chaleur. Une partie de ce parc sera divisée en plusieurs petits parquets de cinq ou six toises en carré, destinés à recevoir chcun un coq avec ses femelles. On les retient dans ces parquets en leur coupant le fouet de l'aile à l'extrémité de la jointure, ou bien en couvrant les parquets avec un filet. On se gardera bien de enfermer plusieurs mâles dans la même encéinte : car ils se batteraient, et finiraient peut-être par se tuer.

Le faisan se plaît dans les lieux marécageux, et c'est toujours dans les endroits les plus humides et le long des mares, qui se trouvent dans les grands bois de la Brie, que se tiennent les faisans échappés des résidences des chasses voisines.

Ces oiseaux vivent de toutes sortes de grains et d'herbages ; on conseille même de cultiver dans une partie du parc des plantes potagères, telles que des fèves, des carottes, des pommes de terre, des oignons, des laitues et des panais, surtout des deux dernières, dont ils sont très friands. On dit qu'ils aiment aussi beaucoup les glands, les haies d'aubépine et la graine d'absinthe ; mais le froment est la meilleure nourriture qu'on puisse leur donner, en y joignant des œufs de fourmis ou des sauterelles. Il faut être exact à leur donner de l'eau nette, et à la renouveler souvent.

Trois ou quatre poules faisandes suffisent à un coq. C'est à l'âge d'un an qu'ils sont les plus féconds ; ils ne sont plus propres à l'accouplement passé l'âge de trois ans.

La ponte a lieu au commencement du printemps. La faisande prépare elle-même son nid dans le recoin le plus retiré et le plus obscur de son habitation. Elle y emploie la paille, le feuillage et autres choses semblables. Si on lui en arrange un, elle commence par le détruire et à en éparpiller tous les matériaux. Elle ne fait qu'une ponte par an, du moins dans nos climats, et donne rarement plus de douze œufs, lors même qu'on les fait couver par des poules. Ses œufs sont beaucoup moins gros que ceux de la poule, et la coquille plus mince que ceux de pigeon ; leur couleur est un gris verdâtre, marqueté de petites taches brunes disposées en zône circulaire. Chaque faisande peut en couver dix-huit. Mais on les exempte ordinairement de ce soin, et on les fait couver par des poules ordinaires.

L'incubation est de vingt à vingt-cinq jours. Il faut tenir la couveuse dans un endroit éloigné du bruit et un peu enterré, afin qu'elle y soit plus à l'abri des inégalités de la température et des impressions du tonnerre.

Dès que la poule faisande commence à pondre, on ramasse les œufs, et on les conserve dans des vases remplis de son, jusqu'à ce qu'on en ait assez pour les faire couver par une poule ordinaire ou une poule d'Inde. Si la faisande couve elle-même, elle y met vingt-cinq jours. La première couvée peut éclore au mois de mai.

Dès que les faisandeaux sont éclos, on les tient pendant dix ou douze jours avec la poule dans une boîte sans couvercle sur un terrain sec, au pied d'un mur exposé au couchant.

La partie destinée à contenir la mangeaille est couverte d'un filet, pour empêcher qu'elle ne soit vidée par les moineaux. La première nourriture doit consister en œufs de fourmis des bois, et en une pâtée faite de farine d'orge et d'œufs avec la coque. Au bout de dix à douze jours, on les met avec la poule dans un petit clos fait avec des bâtons, et on ne leur donne alors que de l'eau et une pâte de farine d'orge. Quand ils ont quinze à vingt jours, on peut leur donner une nourriture plus substantielle, du maïs, du blé, de l'orge, du millet, des feves moulues, en augmentant peu à peu l'intervalle des repas. On sera alors très exact à leur donner de l'eau fraîche, et à la renouveler souvent : autrement ils sont sujets à être attaqués de la pépie.

Le troisième mois est une époque critique pour les faisandeaux comme pour les paons : les plumes de leur queue tombent, et il en pousse de nouvelles; les œufs de fourmis sont alors d'une grande ressource; ils hâtent la crise, et en diminuent le danger, pourvu qu'on ne leur en donne pas trop : car l'excès serait pernicieux.

On peut, vers le troisième mois, lâcher les faisans dans l'endroit que l'on veut peupler.

Le faisan s'accouple avec la poule de basse-cour, il en résulte des œufs pointillés de noir comme ceux de la faisande, mais beaucoup plus gros. Les petits qui en naissent sont assez semblables aux faisandeaux, mais incapables, dit-on, de perpétuer leur race.

Le faisan s'engraisse comme toute autre volaille, avec une pâtée de farine d'orge ou de fèves; mais il faut prendre garde, en lui introduisant la petite boulette dans le gosier, de ne pas renverser la langue : car il mourrait sur le champ. Cet oiseau vit comme les poules, dix ou douze ans.

Du paon.

La richesse de plumage qui distingue le paon de tous les autres oiseaux, est un avantage exclusivement réservé au mâle; la femelle n'a ni cette longue queue, ni ces couleurs étincelantes. Le paon ne brille de tout son éclat qu'à l'âge de trois ans; tombe tous les ans à la chute des feuilles, et ne revient qu'au printemps. On prétend que la fleur de sureau lui est contraire, et que la feuille d'ortie est un poison pour les paonnaux.

Les mâles vivent jusqu'à vingt-cinq ans, et les femelles jusqu'à vingt ou vingt-deux.

L'âge de la pleine fécondité est de trois ans pour les mâles, et de deux ans pour les femelles. C'est au printemps que l'accouplement a lieu. On peut l'avancer en donnant à ces oiseaux, tous les quatre à cinq jours, le matin à jeun, des fèves légèrement torréfiées. La paonne ne fait qu'une ponte par an; cette ponte est de quatre à cinq œufs blancs et tachetés comme ceux de la dinde. Elle ne commence guère avant le mois de mai, et dure ordinairement une quinzaine de jours. Si on laisse la femelle agir en liberté suivant son instinct, elle déposera ses œufs dans un lieu secret et retiré. On prétend aussi qu'elle les laisse échapper la nuit du haut du juchoir où elle est perchée; c'est pourquoi on recommande d'étendre par dessous de la paille pour les empêcher de se briser.

L'incubation dure de vingt-sept à trente jours, suivant la température du climat et de la saison. On a soin de mettre à portée de la couveuse une quantité suffisante de nourriture, de crainte qu'elle ne quitte trop longtemps ses œufs et ne les laisse refroidir. Il faut aussi éviter de la troubler dans son nid, et lui donner de l'ombrage : car, par une suite de son naturel inquiet et défiant, si elle se voit découverte, elle abandonnera ses œufs, et recommencera une nouvelle ponte qui ne vaudra pas la première, à cause de la proximité de l'hiver.

On prétend que la paonne n'attend pas que

tous les petits soient sortis de la coquille, mais que, dès qu'elle en voit quelques-uns d'éclos, elle quitte tout pour les conduire. Il faut, dans ce cas, prendre les œufs qui ne sont point encore ouverts, et les mettre éclore sous une autre couveuse.

Quand les petits sont éclos, il faut les laisser sous la mère pendant vingt-quatre heures, après quoi on peut les transporter sous une mue. Leur première nourriture sera de la farine d'orge détrempée dans du vin, du froment ramolli dans l'eau, ou de la bouillie cuite et refroidie. Dans la suite on pourra leur donner du fromage blanc bien pressé, et sans aucun petit lait, mêlé avec des poireaux hachés, et même des sauterelles, dont ils sont très friands; mais il faut auparavant ôter les pattes de ces insectes. Quand ils auront six mois, ils mangeront du froment, de l'orge, du marc de cidre et de poiré, et même de l'herbe tendre.

On a observé que les premiers jours la mère ne revient jamais coucher avec sa couvée dans le nid ordinaire, ni même deux fois dans le même endroit. Comme cette couvée si délicate est alors exposée à beaucoup de risques, puisqu'elle ne peut pas encore monter sur les arbres, on doit surveiller le soir la paonne, épier l'endroit qu'elle aura choisi pour gîte, et mettre ses petits en sûreté.

Les paonneaux ne pouvant se servir de leurs ailes que lorsqu'ils sont un peu forts, la mère les prend tous les soirs sur son dos, et les porte l'un après l'autre sur la branche où ils doivent passer la nuit. Le lendemain matin, elle saute devant eux du haut de l'arbre en bas, et les accoutume à en faire autant pour la suivre, et à faire usage de leurs ailes.

L'aigrette commence à pousser aux paonneaux à l'âge d'un mois ou cinq semaines. Ils sont alors malades comme les dindons lorsqu'ils poussent le rouge. Ce n'est que de ce moment que le coq paon les reconnaît pour les siens : car il les poursuit comme étrangers tant qu'ils n'ont point d'aigrette. On ne doit néanmoins les mettre avec les grands qu'à l'âge de sept mois ; et s'ils ne se perchent pas d'eux-mêmes sur le juchoir, il faut les y accoutumer, et ne point souffrir qu'ils dorment à terre, à cause du froid et de l'humidité.

Du lapin.

Il y a deux espèces de lapins : les lapins *sauvages* et les lapins domestiques. Le poil de ces derniers est moins foncé, et ils deviennent beaucoup plus gros que les lapins sauvages ou de *garenne* ; leurs habitudes sont aussi plus calmes à l'état d'esclavage qu'à celui de liberté. Tous les lapins sauvages sont gris, et parmi les lapins *clapiers* ou domestiques c'est encore la couleur dominante.

On peut dans l'éducation du lapin comme dans celle de toutes les autres espèces d'animaux domestiques, augmenter la valeur des produits, en s'occupant à élever des races les plus précieuses, ou bien en perfectionnant la race commune.

Quelques obstacles se sont opposés à la multiplication des lapins élevés à l'état domestique ; on a prétendu que le rassemblement de ces animaux viciait l'air et causait des maladies; et cependant, dans les campagnes, la mortalité des lapins précède presque toujours de beaucoup l'époque à laquelle, par la négligence des propriétaires, l'air peut devenir dangereux à respirer pour ces animaux.

Chaque lapine peut donner de six à sept portées par année; trois semaines après qu'elles ont mis bas, on doit remettre les mères aux mâles, pendant une nuit. Après cette épreuve, il est rare qu'elle ne soit pas remplie, si elle n'a pas plus de quatre à cinq ans, et le mâle plus de cinq à six. Elle revient ensuite à ses petits, et peut, sans inconvénient, les nourrir pendant une huitaine de jours. Il ne faut faire couvrir les femelles qu'à l'âge de six mois. Elles portent 30 ou 31 jours, et leurs portées sont depuis deux jusqu'à huit et dix petits. Pour qu'ils soient plus forts et mieux nourris, on enlève ce qui excède le nombre de cinq ou six, suivant la force de la mère. A l'âge d'un mois, les lapereaux mangent seuls, et leur mère partage avec eux sa nourriture. A deux mois on peut les lâcher dans le clapier avec les autres, après avoir pris la précaution de châtrer les mâles, afin qu'ils ne se battent pas entre eux, ou qu'ils ne fatiguent pas les femelles.

Il faut éviter de donner trop d'herbe verte et succulente aux lapins; un grand nombre meurent d'indigestion, d'autres sont attaqués d'une maladie qui est très commune chez eux et qui est occasionnée par un amas d'eau considérable qui séjourne dans le ventre et qui les fait périr.

Pour pallier autant que possible le mauvais goût de la chair des lapins domestiques, il faut leur donner des herbes aromatiques et des légumes d'une saveur relevée et parfumée, telles que serpolet, thym, marjolaine, fenouil, cerfeuil, persil, céleri, traînasse, laiteron, carottes, betteraves, sainfoin, luzerne et trèfle sec ou vert, son, avoine et grains de toutes espèces, etc. Mais on doit proscrire du clapier, le chou, le navet, le topinambour, et même la pomme de terre crue et ne mettre au ratelier, les plantes fraîches, qu'après les avoir fanées un instant, en les exposant au vent ou au soleil.

Lorsqu'on veut garder des lapins pour faire race, il faut choisir constamment les plus beaux individus, sans permettre qu'ils s'accouplent avant leur accroissement parfait, c'est-à-dire sept à huit mois. Pour renouveler les mères, il convient de préférer les femelles qui sont nées vers le mois de mars.

Des chiens

Si l'utilité du chien est inferieure, sous certains rapports, à celle de la plupart des animaux domestiques, il est du moins le plus fidèle et le plus intelligent serviteur de l'homme, et les services qu'il lui rend sont assez nombreux pour mériter ses soins. Dans la ferme, ce gardien vigilant autant qu'incorruptible, sait distinguer les amis de la maison et les gens que le travail y amène, annonce les étrangers, s'oppose courageusement à leurs entreprises, surtout pendant la nuit, garde les troupeaux et les défend contre les animaux carnassiers qui les attaquent.

Il se met en arrêt et rapporte au chasseur le gibier qui a été tué, sans y toucher.

Les races de chiens sont extrêmement nombreuses, nous nous bornerons à celles reconnues les plus utiles.

1° Le *chien de berger*, le plus utile à l'agriculture, instruit par les leçons de son maître, le soulage dans les soins fatigants de la conduite du troupeau.

Ce n'est pas sa beauté qui fait son mérite ; ses perfections naissent de son obéissance, de son activité et de son instinct particulier. On lui casse les dents canines à l'âge de six mois, s'il annonce un caractère trop ardent. Cette précaution est nécessaire, car il doit faire obéir les bêtes à laine par sa voix et ses mouvements, et non par ses morsures.

2° Le *mâtin* est un animal vigoureux, intelligent, courageux, très attaché à son maître, quoique peu docile ; il brave les loups et les sangliers, défend son maître des attaques, garde les maisons, les basse-cours, avertit par ses aboiements de l'arrivée des étrangers ou des mendiants.

3° Le *dogue de forte race* est produit par l'accouplement du mâtin et du bull-dog. C'est le plus gros et le plus fort de tous les chiens; il sert aux bouchers, aux geôliers, il a peu d'intelligence, mais susceptible d'un grand attachement pour ses maîtres. Il vit moins longtemps que les chiens d'autres races.

4° Le *chien courant*, destiné à la chasse dans les forêts, est agile, très ardent à la chasse, doué de beaucoup d'intelligence, et d'un odorat exquis; mais peu fidèle à son maître.

5° Le *braque*, employé comme *chien couchant d'arrêt* ou *de plaine*, diffère du précédent par un museau plus court, des oreilles plus ou moins longues, des jambes plus élevées et la queue plus courte. Le chien *épagneul*, qui a les poils longs et soyeux, et le *chien griffon* sont employés comme chien d'arrêt.

6° Le *basset* diffère des précédents par des jambes très courtes et souvent tordues. Il est très propre, en raison de sa conformation surtout, à la chasse au renard, au blaireau et au lapin.

7° Le *lévrier* est un grand animal, très haut sur jambes, très allongé, à flancs très retroussés, à ventre comme collé aux reins, à nez allongé et pointu, et à formes en général sveltes, dégagées et grêles. Il a peu de nez, peu d'intelligence et peu d'attachement pour son maître, mais il est très convenable pour la chasse *à courre*.

8° Le *chien barbet* est, de tous les chiens, le plus intelligent, le meilleur nageur, et le plus attaché à son maître.

Pour conserver la pureté d'une race, on enferme la chienne avec un mâle de la même variété tout le temps qu'elle est en chaleur. Quand la femelle est pleine, sa nourriture doit être abondante afin de favoriser le développement de ses petits. La boisson ne doit pas lui manquer; la soupe de pieds de veau ou de mouton est ce qui convient le mieux aux chiennes pendant qu'elles portent ou qu'elles allaitent.

On ne laisse à la mère que trois ou quatre petits, ou même deux, si c'est sa première portée.

Il faut, le plus tôt possible, accoutumer les petits chiens à manger. On leur présente d'abord du lait tiède par petite quantité à la fois plus tard, on y mêle du pain émietté.

Quand leurs dents ont acquis la force

saire pour les broyer, on leur donne des os.

Les bains sont nécessaires, surtout aux chiens de chasse.

On doit éviter, dans les aliments destinés aux chiens, l'excès de graisse, d'assaisonnement et de chaleur, et les leur présenter dans des vases de terre, de bois ou de fer, après avoir pris les précautions nécessaires pour les garantir de la rouille.

Le pain de seigle, ou de seigle et d'orge, et d'avoine sec ou trempe dans du bouillon gras, devient pour ces animaux une nourriture très convenable.

Les chiens de chasse et de berger doivent faire deux repas par jour, l'un le matin et l'autre le soir. Le premier ne doit pas être très abondant.

Les os ne doivent leur être distribués qu'après le repas; si on les leur jetait auparavant, ils refuseraient tout autre aliment.

Des morceaux de pain dans de l'eau claire contribuent à la conservation de leur force et de leur santé.

Le manque d'eau étant une des principales causes de la rage, les chiens ne doivent jamais en manquer; mais on ne les laissera pas boire étant échauffés, à moins qu'ils ne continuent immédiatement le même exercice.

Les chiens à l'attache doivent être entretenus proprement, et recevoir une bonne litière de paille, ou de foin qu'on renouvellera souvent, surtout en été.

L'hydrophobie provient souvent du désir de l'accouplement. Pour détruire cette cause, on met l'animal à même de satisfaire son appétit sexuel, ou on le diminue par des médicaments.

Le suc de chénevis, mêlé à une quantité d'eau et donné en quatre à six fois par jour, d'une à deux cuillerées, devient un moyen très efficace contre la surexcitation des chiennes en chaleur.

La saignée, pratiquée dès le commencement, ne doit pas non plus être négligée.

Du chat.

Cet animal, qui semble réunir tous les extrêmes, que l'on craint pour sa perfidie, que l'on souffre par besoin, que l'on chérit quelquefois par faiblesse, est d'une grande utilité, surtout dans les campagnes. La guerre continuelle qu'il fait pour son seul et unique intérêt, purge nos habitations d'un ennemi importun, dont les dégâts multipliés produisent à la longue de très grandes pertes. Les animaux auxquels le chat fait la guerre, et qu'il détruit souvent, sont indistinctement tous les animaux faibles et qui ne peuvent échapper ou à sa force, ou à son adresse; les oiseaux, les rats, les souris, les levrauts, les jeunes lapins, les mulots, les taupes, les crapauds, les grenouilles, les lézards, les chauve-souris, etc., deviennent sa proie ou son jouet. Ce qu'il ne peut ravir de haute lutte, il le guette et l'épie avec une patience inconcevable. Tapi au bord d'un trou, rassemblé dans le moindre espace possible, les yeux fermés, en apparence, mais assez ouverts pour distinguer sa proie, l'oreille à laquelle il affecte un calme perfide, tout contribue à tromper l'animal dont il médite la mort. A peine est-il hors de son trou, qu'il l'attaque et le saisit; s'il a sur lui un avantage considérable du côté de la force, il s'en joue et s'en amuse pendant quelque temps : le jeu commence-t-il à l'ennuyer, d'un coup de dents il le tue. Le traitement le plus doux, les soins les plus marqués, ne peuvent détruire en lui le naturel indépendant et à demi-sauvage; le chat, seul de tous les animaux que l'homme a réduits à l'esclavage, a conservé cette fierté et cet amour de la liberté qu'il avait au milieu des forêts.

Dans l'enceinte même de nos murs, les greniers, les toits, les endroits déserts ou retirés, sont son séjour ordinaire. Habite-t-il une maison des champs, la vue de la campagne ranime bientôt dans son cœur le goût de la chasse, l'amour de la guerre. Il part seul ou quelquefois avec un compagnon de rapine, et porte de tous côtés le ravage et la désolation. Tantôt, grimpé sur un arbre, il enlève du nid les petits oiseaux, et, caché par quelques branchages, il attrape la mère qui venait apporter la nourriture à ses petits; tantôt, pénétrant dans la retraite des lapins, il les poursuit jusqu'au fond de leurs terriers : une garenne qu'il affectionne est bientôt ravagée et dépeuplée. Souvent il arrive que ses succès enflamment son courage et lui rendent son esprit d'indépendance; alors, il abandonne les habitations, vit au fond des bois, redevient sauvage, et la génération suivante reprend tous les premiers caracteres du chat sauvage.

On en distingue, en général, trois variétés principales parmi les chats domestiques : le *chat d'Espagne*, le *chat des Chartreux* et le *chat angora*.

La chatte entre en chaleur deux fois par an,

dans le printemps et dans l'automne. Elle est beaucoup plus ardente que le mâle; elle le cherche, le poursuit, l'appelle, et son approche seule peut la soulager de l'état douloureux où ses besoins la réduisent.

Les chattes portent cinquante-cinq à cinquante-six jours, et mettent bas ordinairement quatre, cinq ou six petits, qu'elles ont soin de cacher dans des trous, dans la crainte que le mâle ne les dévore, ce qui arrive quelquefois; elles les allaitent pendant trois ou quatre semaines, et puis vont à la chasse pour eux, et leur rapportent des rats, des souris, des petits oiseaux, etc. Mais bientôt elles instruisent leurs petits dans le même art de la rapine, et finissent par leur laisser le soin de veiller à leur subsistance. Les chats ont pris tout leur accroissement à seize ou dix-huit mois; ils peuvent engendrer à un an, et ils vivent environ neuf ou dix ans.

MALADIES DES BÊTES A CORNES.

MALADIES EXTÉRIEURES.

Hémorrhagies du nez.

Elles s'arrêtent au moyen d'une ou deux bonnes saignées de la veine du col, suivant la force de l'animal et la quantité de sang qu'il a perdu; le mettre ensuite à l'eau jusqu'au ventre, un quart d'heure en hiver, et une heure en été.

Mal de dents.

Les dents douloureuses, ou cariées, ou peu fermes dans la bouche.

Si les dents sont douloureuses, l'animal mâchera avec peine ses aliments, et souvent il s'arrêtera en mangeant et en tenant sa bouche ouverte; ses yeux seront rouges ou larmoyants. Si les dents sont cariées, l'odeur fétide qu'exhalera la bouche de l'animal, l'indiquera assez Enfin, on reconnaît au tact et à l'œil si les dents sont branlantes.

Dans le cas de douleur simple, on tente d'abord d'exciter la salivation par le moyen d'un billot; ce moyen réussit souvent bien. En cas de non réussite, on fait des injections dans la bouche, et on pratique une petite saignée.

Si l'odontalgie est accompagnée de carie, on arrache la dent affectée, ou l'on porte au moins le cautère actuel dans sa cavité par le moyen d'une canule percée.

Dans le cas de vacillation de dents, on nourrit l'animal avec des aliments cuits, ou de la farine qui n'exige pas de mastication, et l'on injecte la bouche avec l'injection suivante :

Prenez une once d'alun, versez dessus une once et demie d'eau bouillante; et, lorsque l'alun sera dissous, ajoutez deux onces de miel. Etendez de ce mélange, deux fois par jour, intérieurement, sur les gencives. jusqu'à ce que les dents soient raffermies. On conçoit que nous avons principalement en vue les dents mâchelières. Celles de devant étaut naturellement peu solides, on ne leur appliquera ce traitement que dans le cas où elles vacilleraient au moindre contact.

Inflammation de l'oreille.

Quand un corps étranger, introduit dans le conduit auriculaire, est la cause du désordre, on tâche de le saisir avec un cure-oreille ou de petite pinces, ou on cherche à le faire sortir par le moyen d'injections de lait tiède; mais quelquefois on est obligé pour l'atteindre de faire une incision à la base de l'oreille, qui pénètre dans l'intérieur.

On cherche à arrêter la carie par les injections de teinture de mirrhe ou d'aloès, mais on y parvient rarement.

Dans les bêtes à cornes, la quantité du cérumen, dont l'intérieur des cornets de l'oreille est garni, permet moins aux corps étrangers de s'y introduire. Mais elles sont également soumises aux autres causes qui produisent l'otalgie, ainsi que les bêtes à laine.

Maladies des yeux.

Lorsqu'une bête à cornes a l'œil gonflé, humide et fermé, on la saigne au cou du même côté, et l'on étend tous les jours sur la paupière supérieure de l'onguent de céruse camphré de l'épaisseur d'un brin de paille ; ou bien on l'applique sur le globe même par un procédé approprié. Si ce mal survient en hiver, pendant que le bétail reste continuellement à l'étable, on peut remplacer l'onguent par de fréquentes lotions avec de l'eau froide, à moins que la prunelle ne soit obscurcie, qu'elle n'ait pris une couleur blanche, ou qu'on n'y aperçoive une taie. Si la lésion a été produite par un coup, la saignée peut être supprimé.

Quand on nourrit le bétail avec de la paille, il arrive souvent qu'une valvule entre dans l'œil, et se fixe sur la prunelle de manière à ne pouvoir être enlevée par le mouvement des paupières. L'œil est humide et constamment fermé. Il faut alors le découvrir entièrement. On y trouvera la valvule, et l'on remarquera en même temps qu'elle a obscurci la cornée. On enlèvera le fétu après l'avoir détaché au moyen d'une aiguille. Des lotions fréquentes avec de l'eau fraîche suffiront ensuite pour faire disparaître en peu de temps tous les symptômes de la maladie.

Furoncle, clou, javart.

Tumeur élevée, rougeâtre, douloureuse, dure, qui suppure avec douleur, et du milieu de laquelle il se détache par la suppuration un faisceau de fibres.

On couvre la tumeur d'un plumasseau chargé d'onguent basilicum, et recouvert d'un cataplasme émollient de feuilles de mauve. Si la fièvre était violente, on pratiquerait la saignée; dans tous les cas, on peut administrer la boisson nitrée.

On attendra que le furoncle perce de lui-même; en l'ouvrant on ne ferait que retarder la guérison. Cependant si le furoncle était placé dans une partie très garnie de graisse, on l'ouvrirait dès qu'il serait mûr et avant qu'il ne perçât lui-même.

On panse le furoncle ouvert avec des plumasseaux couverts de basilicum, jusqu'à ce que le bulbe se détache et tombe.

Le bulbe se détache quelquefois très lentement; on aide alors à sa chute, en faisant de temps en temps des tentatives pour l'enlever avec les doigts ou avec des pinces; mais on ne doit tenter que des tiraillements légers, et non pas l'arracher de force.

Tuméfacation du pis.

Cet accident arrive ordinairement lors du vêlage, et il se forme en même temps des duretés dans le pis.

On le frotte toutes les vingt-quatre heures avec un mélange de dialthée et d'huile de laurier.

Lorsqu'un ou plusieurs trayons sont tuméfiés, on y applique deux fois par jour les mêmes médicaments.

On aura soin, dans tous les cas, de traire souvent la vache pour empêcher l'obstruction des vaisseaux lactés.

Ulcères aux trayons.

On fait disparaître promptement les crevasses circulaires qui se forment sur les trayons, en frottant ceux-ci avec de l'onguent de céruse après chaque traite; et l'on guérit la croûte qui recouvre quelquefois cette partie, en y appliquant matin et soir de l'onguent d'althœa.

On ne négligera pas de traire la vache, quelque douleur que lui cause cette opération.

L'orge égrugée est un des aliments les plus propres à détruire le principe de la maladie.

Excès de nourriture.

Un bœuf ou une vache qui a trop mangé se couche souvent, se plaint, respire avec effort, ne rumine pas et regarde quelquefois son cops. Faites-lui prendre toutes les heures une once de sel de Glauber dissoute dans un litre d'eau Tous les aliments très aqueux pris immodérément, ou en petite quantité, mais dans des circonssances défavorables, produisent le météorisme. Pour le prevenir, gardez-vous de faire passer brusquement vos bestiaux du régime sec au régime vert, surtout s'il doit se composer de trèfle ou de luzerne.

Tarissement.

Il provient d'une mauvaise digestion. Il faut donner trois jours de suite à la vache tarie, avant son premier repas, quatre gros de sel de Glauber dissous dans de l'eau. Ensuite on lui fera prendre matin et soir, pendant dix à douze jours, dans un demi-litre d'eau, un vingt-quatrième de la poudre suivante :

Ecorce de chêne brune. . . .	6 onces;
Cumin.	6
Racine de gentiane rouge.	8

Pourriture de la queue.

Elle a pour cause la malpropreté et l'humidité de l'écurie. La putréfaction attaque d'abord le bout de la queue, ronge la peau, carie l'os, et fait tomber l'extrémité de cette partie.

Eparvin de bœuf.

Tumeur qui occupe la face interne du jarret,

Il arrive quelquefois que les éparvins de bœuf ne font pas boiter l'animal, mais plus souvent il en boite, et même en souffre beaucoup dans ses mouvements.

Cette maladie provient des efforts, des fatigues excessives, des coups sur les jarrets, des inflammations chroniques, des ligaments capsulaires, etc.

On la traitera d'après la même méthode que nous avons prescrite à l'article *vessigon* ; cependant il est bien de faire de bonne heure l'application du cautère actuel sur cette tumeur, pour redonner aux ligaments le ton nécessaire, et opérer ainsi la réabsorption de la lymphe épanchée. Quand la tumeur est endurcie, cette réabsorption est impossible.

Les bêtes à cornes sont sujettes à la fourbure; dans ce cas, on fait à ces animaux une saignée locale, en coupant l'ergot qui est derrière le boulet jusqu'au sang. C'est ce qu'on appelle *désergoter l'animal*.

Variole, vaccine, clavelée, boutons.

Eruption de pustules de couleur brune, qui se manifestent aux mamelles de la vache, avec accompagnement d'une fièvre quelquefois à peine sensible.

Les mâles ne sont pas susceptibles de prendre la vaccine spontanée Les vaches n'éprouvent qu'une fois cette maladie.

Cette maladie exige peu de soins dans cette espèce, où elle est ordinairement bénigne.

Eruption de pustules phlegmoneuses, précédée et accompagnée de fièvre. Les pustules suivent ensemble leur cours ordinaire, se dessèchent et disparaissent après la suppuration.

et qui, molle dans son origine, passe graduellement à l'état de dureté du plâtre frais.

Observations. — Ces circonstances se distinguent de la gale, à laquelle ses boutons ressemblent assez dans certaines espèces d'animaux, mais qui, à son début, n'entraîne pas l'organisme entier et se borne à affecter la place qu'elle occupe.

La gale, d'ailleurs, s'étend et se communique de proche en proche ; de sorte qu'il y a sur le corps du même animal des pustules qui suppurent, d'autres qui sont desséchées, d'autres qui n'ont pas commencé à suppurer; tandis que dans la variole, les pustules suivent ensemble le même cours, suppurent, se dessèchent ensemble. La durée de la variole est courte et se borne à quelques jours, la gale dure des années entières si l'on n'y oppose aucun remède.

La variole est contagieuse.

On doit regarder comme imparfaite toute clavelisation à la suite de laquelle on n'observera pas le gonflement des lèvres, le flux nasal, le météorisme de l'abdomen.

MALADIES INTÉRIEURES.

Péripneumonie ou affection gangreneuse du poumon.

Symptômes. — La tête de l'animal est penchée ; il paraît triste et concentré en lui-même, mais ne témoigne pas ressentir de grandes douleurs; la bouche est sèche et très chaude , la langue blanchâtre, les membranes des naseaux et de la bouche très rouges ; la toux est sèche, la soif ardente ; il y a un écoulement visqueux par les narines ; les yeux sont rouges, les ve dilatées, les oreilles et les extrémités froides; il y a un violent battement de flancs.

Si du troisième au cinquième jour (cette terminaison s'est prolongée jusqu'au douzième jour), l'ecoulement des naseaux devient muqueux et sanguinolent, que la toux cesse d'être sèche, mais soit accompagnée de l'expectoration de semblable matière; que la respiration devienne plus facile, que les urines deviennent troubles, qu'il survienne des sueurs et de la diarrhée, enfin que l'animal fasse quelques tentatives pour se coucher, on pourra augurer la résolution.

Les bêtes à cornes sont sujettes à la péripneumonie, qui se complique souvent avec la fièvre maligne inflammatoire ou asthénique, et devient alors contagieuse.

On sépare avec soin les animaux affectés; on soumet les animaux sains à la cure préservative, et à la fin de la maladie, on désinfecte les écuries.

Les médicaments à administrer seront ceux indiqués pour les fièvres malignes, mais combinés avec ceux employés pour combattre la péripneumonie. Il est rare cependant que l'on obtienne de grands succès, et l'on doit mettre tous ses soins à prévenir cette maladie.

Antrhax-Charbon.

Les symptômes de cette maladie tiennent tous à la violence de la fièvre pestilenticlle qui l'accompagne et dont l'antrhax n'est, pour ainsi dire lui-même, qu'un symptôme. L'animal est tellement abattu, souffrant de cette fièvre, qu'il est impossible de confondre l'antrhax avec toute autre éruption ou tumeur d'une autre nature.

La maladie étant violemment contagieuse, on séparera les animaux malades, et l'on usera envers les sains des précautions prescrites pour la contagion. Les médicaments internes seront ceux prescrits pour *les fièvres pestilentielles, inflammatoires* ou *asthéniques*. Le traitement externe consistera dans l'extirpation prompte et entière de la tumeur charboneuse. On opérera avec le bistouri, en ayant soin de couper jusqu'au vif et de ne pas se salir du sang de l'animal malade, ce qui pourrait être dangereux.

Si la tumeur est trop considérable, on la scarifiera pour en extraire le pus et le sang; ensuite on en brûlera le fond avec le cautère actuel. On pansera avec l'onguent épiplastique, ou au moins avec des plumasseaux imbibés d'huile essentielle de thérébentine. On continue ainsi jusqu'à ce que la suppuration soit bien établie et louable.

Le charbon du pied exige l'extirpation de la portion du sabot qui recouvre les parties affectées, après quoi, on travaille, sans délai, à enlever ces parties elles-mêmes.

La maladie est bien plus fréquente chez les bêtes à cornes que chez toutes les autres. Les tumeurs sont rarement uniques. Elles se montrent principalement à la pointe des épaules, sur le col, les côtes, le fanon, le dos. Au début elles sont à peine d'un pouce de diamètre; elles s'accroissent rapidement et peuvent parvenir à acquérir le volume de la tête d'un homme, en moins d'une demi-heure. Souvent la tuméfaction s'étend sous la peau et étouffe l'animal quand elle parvient à la gorge.

Quelquefois le charbon ne cause aucune tuméfaction extérieure, mais il se cache entre les muscles, et le tact seul avertit de sa présence.

Le charbon se manifeste aussi dans le premier moment à la gorge, dans ce dernier cas, on l'a appelé improprement *angine gangréneuse*. Il produit en effet la plupart des symptômes de l'angine. Il y a difficulté de respirer, écoulement visqueux par les naseaux. La fièvre pestilentielle qui accompagne toujours le charbon, aide le praticien dans le diagnostic des différentes variétés de cette maladie.

Hydropisie du bas-ventre.

Collection de fluide dans l'abdomen, qui se manifeste par sa tuméfaction; cette tuméfaction tombe du côté où l'animal se couche; le fluide est sensible au tact quand on agite l'abdomen avec les deux mains, et souvent il l'est aussi à l'ouïe. Pour les bêtes à cornes, les symptômes et les traitements sont les mêmes que pour le cheval. On doit se défaire promptement des animaux affectés de ces désordres. Les veaux y sont très exposés, et à peine paraissent-ils malades huit ou dix jours.

Les vaches des nourrisseurs des villes, privées d'air et de mouvement, sont très sujettes à cette maladie.

Phthisie.

Les bêtes malades grincent des dents; elles ont de violentes palpitations de cœur, que l'on sent en appuyant la main sur le côté gauche.

Les vaches phthisiques sont sujettes à la nymphomanie; mais on a remarqué que quoiqu'elles entrent en chaleur, elles ne retiennent pas. La trop grande quantité de lait que produisent les vaches, devient souvent, chez elles, une cause de phshisie par l'épuisement où elles tombent.

Elle est aussi causée par des étables renfermées, des mauvaises nourritures, le défaut d'air et de mouvement.

Il faut séparer les animaux malades ; on doit leur procurer un air libre et sain et un peu de mouvement, sans quoi tous les soins sont inutiles. Le but de la cure doit être de résoudre les tubercules du poumon sans les irriter ; car les tumeurs squirreuses qui s'échauffent, entrent avec facilité en suppuration, et dès lors, la fin de l'animal est prompte. La première période de la phthisie est toujours accompagné d'un peu d'irritation, ce qu'annoncent la dureté du pouls, la toux plus sèche et plus forte ; alors une légère saignée, l'ellébore passée en séton au poitrail, les diminue.

Indigestion.

Les indigestions sont bien plus fréquentes et plus fâcheuses chez les ruminants que chez les animaux *monogastriques*. Outre la complication des fonctions digestives, l'usage de les faire pâturer à l'herbe fraîche entraîne un plus grand nombre de météorismes. Dans ce cas, les membranes de la tête présentent une apparence inflammatoire ; le pouls est dur, les yeux ardents, la bouche chaude. Ces symptômes, associés aux rots acides et à la tuméfaction de l'abdomen, ne peuvent laisser un seul moment en doute sur leur cause. Quelquefois le météorisme est si considérable, qu'il cause la rupture du diaphragme et celle du premier estomac.

Chez ces animaux, l'indigestion est aussi quelquefois accompagnée de vomissements, d'autres fois elle est précédée d'une longue prédis-[illegible]ition, l'animal est longtemps dégoûté et [illegible] avant que la maladie n'éclate.

L'indigestion de lait des veaux se distingue par l'odeur acide de la respiration, le météorisme, la tristesse, le froid des extrémités; la langue blanche chargée, le baillement.

Si l'on n'y remédie pas, les récidives se succèdent, l'estomac s'affaiblit, le marasme arrive, la toux sèche et la gêne de la respiration annoncent la fin de l'animal.

On emploie pour les animaux adultes les mêmes moyens que pour le cheval. Mais si le météorisme est violent, on est obligé de recourir beaucoup plus tôt à la ponction, qui, pour ces animaux, se pratique au milieu du flanc gauche.

Dégoût.

Le dégoût est un symptôme d'un grand nombre de maladies, et, en général, de toutes celles qui sont assez graves pour occasionner de la fièvre, et ce dernier trait est assez caractéristique pour indiquer que le dégoût n'est pas essentiel. Il tient souvent aussi à une maladie locale de la bouche, comme l'inflammation de cette cavité, les aphtes, les fistules, le glossanthrax, la dentition, le mal de dents, et alors le dégoût n'est qu'apparent. Enfin le dégoût essentiel existant sans maladie locale et sans fièvre, tient au défaut de ton de l'estomac.

Chez les ruminants, le dégoût est accompagné ordinairement de la diminution et même de la cessation de la rumination. Le simple usage du sel suffit quelquefois pour remédier à ce désordre, et on doit tenter ce moyen avant d'en venir à l'usage des médicaments.

Egagropyle.

Corps arrondis, formés de poils ou de filaments de laine, ou de parties de plantes agglutinées ensemble, et souvent recouverts d'un enduit plus ou moins épais, que l'on trouve dans les estomacs, et le plus souvent dans le quatrième estomac des ruminants.

On attribue leur formation au poil que ces animaux avalent en se léchant, et qui s'agglutine ensuite par le moyen des sucs gastriques ou salivaires. Il est aussi impossible de prévoir que de guérir cette maladie peu fâcheuse, mais si fréquente, qu'il est rare de ne pas trouver des égagropyles plus ou moins grosses, surtout chez les moutons. On la préviendrait souvent chez les bêtes à cornes par le moyen d'un pansage exact de la main.

Vers.

Les vers qui attaquent les animaux domestiques, sont les larves de quelques insectes diptères, des vers intestinaux, ou des hydatides.

Les larves habitent, soit les cavités nasales et abdominales, soit les ulcères, soit des tumeurs sur la peau. Elles se transforment en insectes à deux ailes.

On aurait probablement beaucoup moins de maladies vermineuses si l'on traitait à temps les indispositions des animaux et surtout les maigreurs et les dégoûts.

L'huile empyreumatique de Chabert, décrite dans les formules, est un médicament sûr, dont toute personne qui élève des bestiaux ne peut pas se passer.

Calculs de la vessie.

Le bœuf qui en est affecté, se couche rarement; il marche en écartant les jambes; la rumination même cesse quand la douleur est trop grande.

Les bœufs sont en outre très sujets aux calculs de l'urètre. Ce sont de petits fragments de pierre qui s'engagent dans le canal de l'urètre, le bouchent, causent une suppression d'urine, et font périr l'animal, soit par la rupture, soit par l'inflammation de la vessie.

On découvre ces calculs en tâtant le long de l'urètre, et si l'on y sent un corps dur, on fait une incision sur ce corps, à la partie postérieure de l'urètre, et on retire la pierre avec des tenettes ou avec le doigt. On panse ensuite avec des étoupes imbibées d'eau de Goulard, que l'on retient par le moyen d'un bandage, ou, si l'on ne peut pas mieux faire, par un point de suture dans les téguments.

Si l'incision était faite à la partie antérieure de l'urètre, elle pourrait donner lieu à un ulcère fistuleux, et à une infiltration d'urine le long du périnée et du scrotum, qui pourrait devenir gangreneux.

La pierre de la vessie des bêtes à cornes exige l'opération, qui est la même que pour le cheval.

Hernies.

Les bêtes à cornes y sont plus sujettes, sans doute à cause de la lenteur de leurs mouvements. On voit cependant quelquefois chez elles l'hernie ombilicale, qui devient dangereuse quand le troisième estomac (le feuillet) est compris dans le sac herniaire. On y a trouvé aussi la matrice de la vache pleine. On n'a pas observé l'hernie inguinale dans les mâles de ce genre d'animaux.

Avortement.

Chez les vaches l'avortement est encore plus fréquent que les juments ; il se réitère souvent, et il attaque quelquefois des troupeaux entiers placés dans certaines positions défavorables, et paraît alors comme épizootique. Il est faux d'ailleurs que l'avortement soit contagieux chez elles ; mais on conçoit que les mêmes causes doivent agir d'une manière analogue sur tous les animaux soumis à leur influence. Les signes de l'avortement sont les mêmes : quant aux vaches qui sont sujettes à récidiver, on remarque chez elles, ces écoulements intermittents d'une matière glutineuse, qui arrive quelques jours avant l'époque où l'avortement était arrivé dans la précédente gestation. A cette époque, elles sont plus tristes, elles se bercent en marchant, et leurs déjections sont plus fréquentes.

Quant aux avortements enzootiques que l'on remarque dans ces animaux et qui reviennent toutes les années dans certains pays, et à une époque fixe de la gestation, on sent assez qu'un tel accident ne peut tenir qu'au régime des animaux où à l'état habituel de l'atmosphère. On doit chercher à changer cet état de choses, corriger les eaux qui sont mauvaises, par la filtration, les mouvements violents qu'on leur imprime, et en y faisant éteindre du fer rouge ; donner une certaine quantité de foin sec, si l'on nourrissait toute l'année au vert ; donner le vert dans les pays où l'on nourrissait toujours au sec, et accorder du sel ; faire promener les vaches trop renfermées ; aérer les écuries, enfin prendre toutes les précautions hygiéniques qui peuvent améliorer la position des animaux.

Si tous ces soins ne sont pas suivis de succès,

on doit vendre toutes les bêtes sujettes à l'avortement et ne garder que celles qui portent leur fruit à terme.

Lait bleu des vaches.

Dès que la crême se sépare du lait après qu'on a trait la vache, ce dernier devient de couleur bleue ou bien on y voit nager des flocons de cette couleur. La crême ne fournit plus de beurre, ou au moins en très petite quantité.

On attribue les causes de cette maladie aux mauvaises digestions, aux acidités de l'estomac; mais on l'attribue aussi quelquefois à la malpropreté des vases qui reçoivent le lait et qui contiennent du lait aigri, à l'humidité de la laiterie.

La première précaution à prendre quand on s'aperçoit que le lait s'est ainsi vicié, c'est donc de constater l'état des vaisseaux de la laiterie; si on les trouve en bon état, on sera forcé d'attribuer ce malheur à la mauvaise santé d'une ou de plusieurs vaches. Pour s'en assurer et distinguer les animaux malades de ceux qui sont sains, on traira un peu de lait de chaque vache dans un vase séparé, on mettra sur chaque vase une étiquette qui indiquera la vache à laquelle le lait qu'il contient appartient; et on observera ensuite avec soin les vases dans lesquels le lait se décomposera et deviendra bleu. On connaîtra ainsi la vache qui est malade. On donne aussi aux vaches affectées, des poudres purgatives absorbantes. Si la première dose les purge on la reitérera tous les cinq jours.

Le régime des animaux sera changé, c'est-à-dire que l'on nourrira au sec les animaux qui étaient au pâturage, que l'on donnera du foin de printemps à ceux qui étaient nourris au foin d'été, et du foin de prairies naturelles à ceux qui étaient nourris avec des fourrages artificiels.

MALADIES DES BÊTES A LAINE.

Les maladies des bêtes à laine sont connues par les bergers, les cultivateurs et les vétérinaires, sous des noms particuliers que nous leur conserverons pour nous conformer aux usages Parmi ces maladies, il y en a qui règnent presque toujours d'une manière générale sur les animaux d'un troupeau et même d'une contrée, qu'elles soient dues ou non à la contagion; telles sont la clavelle, la gale et les dartres, le charbon, le feu saint Antoine, la pourriture, le tournis, etc.

Les maladies que nous venons de désigner comme étant fréquemment générales, peuvent aussi n'affecter que quelques bêtes isolées, et être par conséquent particulières. Les maladies qui sont plus souvent particulières que générales, sont le muguet des agneaux, l'araignée ou mal de pis des brebis, la diarrhée, le rhume, le tétanos, la météorisation ou gonflement, les maladies occasionnées par les vers, les tumeurs, les blessures, les fractures, etc.

Éruption de boutons rouges, accompagnés de fièvre.

Si les boutons sont peu nombreux, gros, séparés, placés sur les parties dénuées de laine, le claveau est *bénin* et ne présente pas de danger; la rumination n'est pas interrompue; mais lorsque le claveau sténique se développe avec violence, l'animal cesse de ruminer, il est triste, reste couché; la tête est pendante; il y a écoulement muqueux des narines, et le pouls est très dur.

Dans le claveau *malin*, les pustules sont rapprochées, confondues, forment de larges plaques qui occupent la tête, l'encolure, le dessous du ventre, les parties de la génération, les flancs, les côtes. Cette éruption est accompagnée d'une fièvre maligne; il y a convulsion, faiblesse extrême, sensibilité au tact, assoupissement, souvent jetage par les naseaux. Le dernier degré de la maladie s'annonce par un abattement excessif et la diarrhée, qui sont suivis d'une mort prochaine.

Le claveau, soit bénin, soit malin, se communique par la contagion; il se développe environ quatre à cinq jours après la communication.

Les bêtes à laine ne sont susceptibles de prendre cette maladie qu'une seule fois dans leur vie. Chez les jeunes bêtes et les brebis, elle est moins grave que dans les moutons et les béliers adultes.

Le claveau inoculé ne produit qu'un claveau bénin et peu à craindre si l'on choisit bien le temps.

Le claveau ne commence jamais à se manifester dans un troupeau, que sur quelques individus. Il s'étend ensuite successivement à la presque totalité des animaux.

Deux cas peuvent se présenter : ou il n'y a que quelques bêtes d'attaquées et le reste du troupeau est menacé de prendre la maladie par contagion, ou celle-ci s'est déjà communiquée à une partie du troupeau.

Dans le premier cas, on *inoculera* du claveau toutes les bêtes saines. La maladie est alors bénigne et cause peu de mortalité.

Pour inoculer le claveau, on prend un peu de pus avec une lancette au centre d'un bouton bien développé, mais dont l'exsiccation ne soit pas encore commencée, et on fait avec la lancette quelques piqûres sous le plat des cuisses.

Les moutons inoculés ne seront sortis qu'au frais et seulement pendant quelques heures. On les laissera peu manger dehors et on leur tiendra de la paille pour litière.

L'écurie sera maintenue fraîche. On s'abstiendra soigneusement de remuer les fumiers pendant la durée de la maladie.

Si, parmi les moutons qui ont pris la contagion spontanée, ou parmi les bêtes inoculées, il se trouvait des individus dont le claveau fût malin, on les placerait dans une autre bergerie.

L'éruption s'étant manifestée sur une partie du troupeau avant que d'avoir pu la prévenir par l'inoculation, on la divisera en trois classes. La première comprendra les animaux sains; la deuxième ceux affectés du claveau bénin; la troisième ceux qui ont le claveau malin. On inoculera les animaux sains, et, selon la nature du claveau que les individus manifesteront. Soit que les animaux aient été inoculés, soit qu'on ait laissé agir la contagion spontanée, si, avant l'éruption, il se manifestait sur quelque animal une forte fièvre inflammatoire, on le saignerait.

Claveau bénin. — On donnera dans les râteliers les plantes de patience, d'oseille; on tiendra dans la bergerie des auges pleines de rafraîchissante boisson. On donnera soir et matin à chaque bête un lavement.

Cette division ne recevra que du fourrage vert, en petite quantité, quelques racines, et, en général, on prescrira la diète au début.

La saignée sera pratiquée sur tous les animaux où la dureté du pouls, la chaleur excessive et la difficulté de la respiration en indiqueraient le besoin.

La laine sera rasée autour des pustules, et celles-ci lavées avec de l'eau tiède.

Traitement du claveau malin. — On administrera, deux fois par jour, aux animaux de cette bergerie, un verre d'infusion de baies de genièvre.

Les pustules seront lavées avec l'huile essentielle de térébenthine, si elles devenaient noirâtres et qu'elles menaçassent de devenir gangreneuses.

On placera au cou un séton pour faciliter l'éruption; les animaux seront abrités contre les excès du chaud et du froid; ils seront peu nourris et mis à l'eau blanche préparée avec une grande quantité d'eau.

La nourriture sera succulente, comme de l'excellent foin, pendant ou après la maladie.

Gale.

La brebis galeuse se gratte, se frotte contre tout ce qu'elle rencontre; elle se mord; sa laine s'échappe par flocons. Elle suit ordinairement les places garnies de laine, en commençant par la croupe, et s'étendant de là au bout de la queue et à l'encolure, causant partout où elle passe de vastes ulcères, rongeants, fétides, hideux à voir; l'animal n'est plus qu'une seule plaie, qui le rend raide et l'empêche de se tourner. La laine qui vient sur ces parties couvertes de gale est toute jarreuse.

Les mérinos paraissent plus sujets à la gale que les autres races. La gale sèche est aussi fréquente chez ces animaux, où elle prend le nom de *teigne, lézard, bouquet, noir museau*, etc. Celle-ci attaque principalement les parties dégarnies de laine, et, débutant par le bout du nez, s'étend à la face et aux extrémités. Quelquefois cette éruption aveugle l'animal par la quantité de pustules qui se développent autour des yeux.

On dit que le noir museau attaque principalement les agneaux, quand le pis de leurs mères n'est pas propre.

La cure diffère ordinairement dans ces animaux, en ce qu'on ne fait point de traitement interne, de crainte qu'il ne s'élevât plus haut que la valeur des animaux.

Après ce traitement, on rétablira l'animal par une bonne nourriture.

Si l'animal est déjà arrivé à un point considérable de dépérissement, on ne peut pas se promettre de grands succès. Cependant une excellente nourriture longtemps continuée, et les moyens indiqués, peuvent parvenir à réduire le mal à l'affection locale.

Si quelque partie de l'animal était affaiblie, on ne devrait pas entreprendre la cure, de crainte de causer une métastase qui lui serait fatale.

C'est ainsi que l'on laisse subsister les dartres des animaux asthmatiques affectés de squirres, etc.

S'il survenait quelque désordre considérable à la suite de la gale supprimée, on passerait des sétons, et on ferait en sorte de communiquer de nouveau la gale à l'animal aux endroits précédemment affectés.

Dans toutes les espèces d'animaux, il est assez essentiel d'obtenir que l'animal ne puisse pas porter les dents à la partie affectée, ni s'y gratter. C'est ce que l'on obtient dans les grands animaux, au moyen du collier à chapelet, et dans les petits, par le moyen d'un cerceau fixé autour du cou.

Pourriture des moutons.

Elle a pour cause les pâturages bas, humides ou fangeux; les pluies continuelles, et la mauvaise qualité de l'herbe qui croît pendant cette température.

S'il n'est pas toujours possible de soustraire les bêtes à laine à ces influences, on peut du moins en atténuer beaucoup les effets en leur donnant tous les jours une ration de fourrage sec.

Des marrons d'Inde pelés et écrasés, mêlés avec de la paille hachée, sont dans le même cas un excellent préservatif. On en donnera peu d'abord, jusqu'à ce que les bêtes à laine soient accoutumées au goût de ce médicament, qui est en même temps une bonne nourriture. Elles doivent recevoir du sel au moins une fois par semaine. Les marrons peuvent être remplacés par un mélange de baies de genevrier et de racine de gentiane rouge, dont on mettra une demi-livre dans la ration de trente-deux bêtes à laine.

Ces animaux peuvent encore être attaqués de la pourriture lorsqu'ils ont bu dans les creux où l'eau de pluie s'est amassée, qu'ils ont mangé de l'herbe couverte de rosée ou du fourrage altéré.

Outre les sympt mes généraux qui indiquent l'état de maladie c ez les bêtes à laine, celle-ci s'annonce par l'augmentation de volume du ventre, où l'on peut s ntir l'eau en le pressant avec la main lorsque la pourriture est arrivée à un certain degré; la paupière inférieure est un peu tuméfiée.

On ne peut guérir cette affection que lorsqu'elle est récente. On y oppose alors avec succès le traitement suivant :

Donnez tous les jours aux bêtes malades une ration de foin ou de paille hachée mêlés avec des pois égrugés et ajoutez la poudre suivante à la quantité de ce fourrage que vous destinez à trente-deux moutons.

Feuilles de rue.	1 once	1/2 ;
baies de genevrier. . . .	1	1/2 ;
centaurée.	1	1/2 ;
racine de gentiane rouge. .	1	1/2 ;
sel.	8 onces.	

Un remède à employer contre la pourriture des moutons, est un pain composé de parties égales de farine la plus commune et de farine de lupins à laquelle on ajoute avant que de pétrir,

2 onces de gentiane.
1 once sulfate de fer.
1 once sulfate d'alumine.

Apoplexie.

Pendant l'été elles sont très sujettes à l'apoplexie inflammatoire, qui en tue toutes les années beaucoup dans les pays chauds, et dont les pâturages sont composés d'herbes aromatiques.

Le mouton, surpris d'un accès, chancelle, gémit, tombe, et laisse échapper quelques gouttes de sang par l'urètre, le fondement, les naseaux, la bouche, ou seulement par une de ces issues. Ce symptôme annonce la mort, qui est très prompte. D'ailleurs l'ensemble de nos descriptions lui convient très bien. Le traitement doit consister dans une prompte saignée, et dans les douches d'eau sur la tête. Il est rare qu'on soit à temps de guérir l'animal. Mais on prévient souvent les ravages de cette maladie en pratiquant la saignée sur tous les sujets qui annoncent une diathèse inflammatoire au commencement de l'été. A plus forte raison doit-on employer cette précaution, quand on a vu tomber quelques bêtes de l'apoplexie. Alors toutes celles dont le pouls est élevé, la rougeur des membranes, la hardiesse, la vivacité, la chaleur constante de la peau, annoncent les dispositions pléthoriques, doivent être saignées, et mises à l'usage des boissons nitrées.

Tournis.

L'animal chancelle sur ses jambes, semble stupide, et tombe ou se couche après : il n'y a pas de fièvre.

Cette maladie est produite par l'hydatide cérébrale qui, logée entre les membranes de cerveau, produit en grossissant une compression toujours croissante sur cet organe.

Pendant que l'hydatide s'accroît, et avant qu'elle ne produise le chancellement et les autres phénomènes qui l'accompagnent, on remarque que l'animal devient triste, qu'il mange mollement et sans empressement, qu'il s'arrête souvent en mangeant. Bientôt il s'épuise; le marasme survient, et la mort s'ensuit après un temps plus ou moins long, selon la vigueur de l'animal.

L'âge où les agneaux sont le plus fréquemment attaqués, est celui de huit mois jusqu'à un an; rarement le sont-ils plus tôt.

C'est de la promptitude à découvrir la situation de l'hydatide que dépend le léger espoir de succès que présente l'opération; on ne peut en avoir aucun, si l'animal est déjà très affaibli quand l'extraction de l'hydatide est devenue possible.

Le pâturage à la rosée et dans les endroits bas, marécageux, procure des tournis. On ne connaît pas cette maladie dans les terroirs secs, aérés.

La cure préservative consiste à éviter les pâturages bas et humides. On assure s'être préservé du tournis, même sur cette nature de pâturage, en oignant chaque matin les naseaux de chaque agneau avec l'huile essentielle de térébenthine, ou même simplement avec l'huile commune.

Les agneaux sont quelquefois exposés, peu de jours après leur naissance, à une maladie que l'on nomme *la goutte, les gouttes*. Les articulations des jambes, surtout celles des genoux, des jarrets et des boulets, enflent et deviennent raides et douloureuses. Les animaux ne peuvent rester debout, se couchent ou marchent sur les genoux, et périssent quelquefois, ou restent faibles, languissants, et viennent difficilement.

On croit que la cause de cette maladie vient de l'humidité et de la fraîcheur des bergeries, surtout de celle des murs, contre lesquels les agneaux couchent souvent.

On y remédie en tenant les agneaux chaudement et sèchement après leur naissance, en leur enveloppant les jambes malades avec des morceaux de vieilles couvertures de laine ou de peaux de moutons, la laine tournée du côté de la jambe; en frottant et brossant doucement les articulations engorgées et raides, et en faisant boire aux agneaux quelques cuillerées de vin chaud de temps en temps.

Céphalites.

Le mal débute chez les bêtes à laine par le période de stupeur sans frénésie. Leurs oreilles et leur front sont très chauds, leur tête est basse, leur démarche vacillante; elles se laissent tomber, les yeux ouverts, enflammés, larmoyants, la respiration brûlante, la bouche chaude et sèche. Il survient une fièvre inflammatoire très violente.

Le céphalitis est très fréquent dans les départements méridionaux de la France, et moissonne chaque année un grand nombre de moutons. On a remarqué que l'administration régulière du sel pendant la chaleur éloignait cette maladie des troupeaux. Il est encore bon de saigner au commencement de l'été les animaux chez lesquels on remarque : élévation du pouls, rougeur des membranes, hardiesse, chaleur constante et élevée de la peau, ou des symptômes de la fièvre inflammatoire. On sauverait beaucoup d'animaux par cette précaution.

Les symptômes principaux sont les mêmes que dans les bêtes à cornes.

Indigestion.

Dans ce cas, les breuvages éthérés plusieurs fois répétés peuvent sauver l'animal.

On peut les remplacer par l'eau de savon, ou l'ammoniaque à la dose de vingt à vingt-cinq gouttes dans de l'eau, mais peu avantageusement, relativement à la promptitude et à la sûreté des effets.

Dans ces animaux, on peut faire la ponction; mais on sent qu'il est difficile de secourir à la fois tout un troupeau qui est affecté, et qu'on ne peut avoir des trocars et des canules pour chacun de ces animaux.

Fourbure.

Les bêtes à laine sont sujettes à cette affection, et alors elles restent couchées constamment et sans vouloir se relever; quelquefois, cependant, elles marchent si elles ne sont malades que d'un pied. Les longues marches dans l'été donnent lieu chez elles à cette maladie. La saignée et le bain en triomphent facilement.

MALADIES DES COCHONS.

Les maladies des chèvres sont les mêmes que celles des brebis. On emploie conséquemment les mêmes traitements pour les guérir, à l'exception néanmoins de celui de la fièvre, et de trois autres maladies qu'elles ont de plus que les brebis; savoir : l'*hydropisie*, l'*enflure* après qu'elles ont chevroté, et le *mal sec*.

Les chèvres ont encore à redouter un mal contagieux, qui les fait mourir par troupeaux; ce mal leur vient principalement d'une trop grande pâture : c'est pourquoi, lorsqu'on en voit quelque chèvre atteinte, on doit la séparer et s'en défaire, car il n'y a point de remède et il faut saigner toutes les autres, pour calmer la fermentation du sang et en diminuer le volume, ne les point laisser paître de tout le jour, et les jours suivants ne les faire pâturer qu'une fois. Cette diète les préservera de la contagion.

Quand elles tombent en langueur, pour quelque cause que ce soit, il faut leur donner à manger des joncs et des racines d'aubépine pilées et mêlées dans de l'eau de pluie, sans leur donner autre chose à boire; si cela ne les guérit pas, il faut les vendre.

Hydropisie.

Elle a pour principe l'humidité du pâturage ou la faiblesse des intestins, et dans ce dernier cas elle est ordinairement accompagnée de l'endurcissement des glandes.

L'*hydropisie* s'annonce par la maigreur, l'épaisseur du ventre, et quelquefois par des tumeurs.

On étend deux fois par jour sur la langue de la chèvre hydropique une demi-once de l'électuaire suivant :

Racine de gentiane rouge. .	1 once	1/2;
Baies de genevrier.	1	1/2;
Graines de fenouil d'eau. .	1	1/2;
Térébenthine de Venise. . .	4 gros;	
Miel.		

L'*enflure* vient aux chèvres après qu'elles ont chevroté : la matrice leur enfle souvent, ou à cause de grandes douleurs qu'elles ont souffertes en chevrotant, ou parce que l'arrière-faix n'est pas bien venu, ce qui leur cause un grand désordre; pour le calmer, on leur fait avaler un verre de bon vin rouge, ou trois demi-setiers de vin doux cuit.

Le *mal sec* se connaît quand elles ont les mamelles tellement desséchées qu'il n'y a plus la moindre goutte de lait : ce mal leur vient de grandes chaleurs. On les guérit en les menant tous les jours paître à la rosée, et en leur frottant les mamelles avec du lait bien gras ou, pour mieux faire, avec de la crême. Il en est qui, au lieu de les mener paître, les tiennent enfermées à l'étable, et les y nourrissent de feuilles de vigne ou d'herbes les plus tendres.

Ce mal prend quelquefois le nom de *mal d'araignée*. Il est fréquent, et se résout le plus souvent, quand on y prend garde, dès les premiers jours; mais la négligence des bergers est cause qu'il passe en suppuration et même quelquefois en gangrène. Dans ce dernier cas, il faut en venir promptement à des amputations dans le vif.

Maladie des pieds.

Les pieds des chèvres nourries à l'étable s'allongent quelquefois au point de les mettre dans l'impossibilité de marcher. Il faut alors les réduire à leur dimension naturelles La fracture de la corne superflue qui arrive souvent lorsqu'on néglige de la retrancher, peut estropier l'animal.

Lorsqu'un clou, une épine, un chicot, un morceau de verre ou un autre corps aigu s'est introduit dans le pied d'une chèvre, il faut d'abord l'arracher, agrandir l'ouverture avec la pointe d'un couteau bien affilé, verser quelques gouttes d'eau-de-vie dans la plaie, y appliquer des étoupes sèches.

MALADIES DES COCHONS.

La rudesse du poil des cochons, la dureté de leur peau, l'épaisseur de la graisse, rendent ces animaux peu sensibles aux coups. Ils ont le toucher obtus et le goût aussi grossier que le toucher. Ces imperfections dans les sens du goût et du toucher sont encore augmentées par diverses maladies, qui sont d'être affectés de pous, d'avoir des humeurs froides, d'être sujets à l'esquinancie, à la toux, aux flux de ventre, de devenir ladres, etc.

Les moyens de les garantir et de les guérir de ces maladies sont de les tenir dans des endroits très propres, et de leur donner abondamment une nourriture saine.

Ladrerie. — Les grains de ladrerie sont des pustules orbiculaires qui se forment dans toutes les parties du corps. Les plus petits ont la grosseur d'une tête d'épingle, et les plus gros atteignent celle d'un pois. Pour s'assurer si un porc est attaqué de cette maladie, on l'abat, puis on lui introduit dans la bouche un bâton au moyen duquel on lui fait tirer la langue, et si l'on aperçoit sous cet organe des élevures grosses comme des grains de millet, on peut les regarder comme un signe certain de ladrerie. Les autres symptômes auxquels on prétend reconnaître cette affection méritent peu de confiance.

Comme cette maladie est contagieuse, il faut séparer les porcs qui en sont atteints de tous les autres. Donnez au malade de la paille fraîche, saignez-le sous la queue, baignez-le souvent dans une eau claire, et nourrissez-le avec du son mêlé avec du marc de vin.

On mêle, une fois par jour, à la nourriture de l'animal une cuillerée de cendres de chêne et deux gros d'antimoine gris, ou deux gros de la poudre suivante.

Tanaisie. . . . . . . 2 onces;
centaurée 2
ménianthe 2

Cette quantité suffit pour la guérison du porc.

On peut manger sans crainte la chair des cochons attaqués de ladrerie.

Charbon, Soie, Soyon.

Le siége de cette maladie est sur les côtés du cou près de la tête. Les soies qui recouvrent les parties malades sont hérissées, droites et rudes, et représentent une espèce de houppe épanouie; lorsqu'on les touche, l'animal témoigne de la douleur, et l'on remarque une petite masse rougeâtre à la naissance de celle qu'on vient d'arracner.

Le porc atteint de cette affection perd progressivement l'appétit; puis la fièvre devient considérable, la gueule est brûlante et baveuse et l'animal finit par mourir après quelques jours de souffrance.

Le traitement de cette maladie est ordinairement infructueux. Si on reconnaît l'existence de la substance de la tumeur avant le développement de la fièvre charbonneuse, on conserve encore l'espoir de la combattre; différemment, sans perdre de temps à employer des demi-moyens, et surtout en évitant la saignée on procède sans retard à l'enlèvement de la tumeur et à la cautérisation profonde et complète de toute la plaie qui résulte opération. L'animal sera mis à une diète absolue et les plaies lavées très fréquemment avec de l'eau de javelle étendue d'eau. A l'intérieur, on administre le quinquina et le camphre donné en électuaire ou en breuvage, et on administrera quelques lavements émollients.

Le charbon du porc est généralement trop étendu pour que l'on puisse songer à l'enlever ; on se contente alors de fendre profondément la tumeur dans divers points, et de panser avec de la poudre de quinquina, ou la poussière de charbon.

On traite la soie du porc et cautérisant la partie malade, et faisant avaler à l'animal de l'acétate amoniaque à haute dose.

En opérant et en pansant, on évitera si on se blesse les mains, de les mettre en contact avec les plaies.

On empêchera l'animal de manger les matières vomies; on lui donnera à chaque deux heures deux jaunes d'œufs délayés dans de l'eau, et en cas d'inefficacité, chaque jour une once et demie de thériaque en trois doses.

On mêle à sa nourriture pendant huit jours, le matin, à midi et le soir, deux gros d'antimoine gris et autant de soufre. Le cinquième jour on fait cuire pendant un quart d'heure; deux livres de fiente de poule et autant de cendre dans sept litres d'eau, et on lave toutes les vingt-quatre heures les parties galeuses avec la lessive ainsi préparée. Si ce traitement ne faisait pas disparaître l'éruption, il faudrait employer l'onguent de soufre, de nitre et d'huile de lin.

La gourmandise des cochons les rend sujets au vomissement et à l'indigestion, et souvent les mauvaises herbes leur causent le dégoût.

Pour le vomissement, pour l'indigestion ou le dégoût, tenez-les à la diète pendant vingt heures; ensuite donnez-leur beaucoup d'eau tiède pendant quinze ou vingt heures, de la graine ou des racines de concombres sauvages bien pilées.

On guérit les douleurs de la rate en leur faisant boire de l'eau où l'on aura laissé macérer du bois de romarin.

Pour la *gale*, on le frotte rudement à contre-poil avec de l'eau de lessive, ensuite on le fait baigner dans l'eau claire

Pour la *fièvre*, on saigne les cochons à une veine qu'ils ont au dessous de la queue, à deux doigts des fesses, et on les nourrit avec de l'eau tiède mêlée de farine d'orge.

Pour l'*enflure*, pour boisson une décoction de choux rouges, pour nourriture des feuilles de mûrier bouillies dans de l'eau.

Mal d'yeux.

Il attaque principalement les cochons de lait. Leurs yeux répandent alors une matière visqueuse et blanchâtre qui colle les paupières. Il faut amollir et enlever le pus avec une éponge u un chiffon trempé dans de l'eau ou du lait ède, et appliquer ensuite tous les jours sur rgane affecté, gros comme une noisette d'onent de céruse camphré.

Vers dans l'oreille.

Ils proviennent des œufs que les mouches y déposent en été. Ces insectes, en rongeant la peau intérieure de cet organe, y causent des démangeaisons, ou de la douleur, que le porc manifeste en secouant la tête, en frottant ses oreilles contre les murs ou en les grattant avec les pieds de derrière. On les enlève avec un petit morceau de bois ayant une forme convenable pour cet usage, l'on oint tous les jours l'intérieur de l'oreille avec la barbe d'une plume trempée dans de l'huile de thérébentine.

Fourbure.

Le cochon y est très sujet, surtout quand on le fait voyager gras. Une aussi lourde masse surcharge tellement les extrémités, qu'elle y excite des inflammations qui causent fréquemment la chute des sabots. Cet accident embarrasse quelquefois beaucoup les porchers qui sont en route, et qui ne pouvant s'arrêter pour attendre un animal, le vendent à perte. Point de ressource alors que de marcher tant que l'animal peut aller, car si l'on parvient à gagner le gîte, cette maladie est de peu d'importance pour des animaux destinés à être sacrifiés de suite.

Les cochons qui ne voyagent pas y sont peu sujets. On les guérit d'ailleurs facilement par les moyens indiqués.

MALADIES DES CHIENS.

Contagion.

Cette maladie n'est autre chose qu'une fièvre nerveuse provenant d'un engorgement de l'estomac et des intestins.

Elle se manifeste d'abord par un tressaillement dans les membres ; le chien perd sa gaîté naturelle, recherche la solitude, mange peu et finit par ne plus manger du tout. Ces symptômes sont suivis d'un écoulement par le nez, et d'un faiblesse de l'arrière-train qui augmente peu à peu, et dégénère en paralysie complète. Cette paralysie n'est que partielle chez quelques chiens; ils chancellent et tombent sur leur derrière en marchant. Dans la première période de la maladie il y a ordinairement constipation opiniâtre, et larmoiement de matière visqueuse. Mais bientôt la maladie s'aggrave, devient plus aiguë, les animaux crient presque constamment, se couchent, s'agitent, se débattent et meurent du quatrième au cinquième jour, sans qu'il y ait eu vomissement. S'il y a de l'obcurité dans la maladie des chiens, il y en a moins pour son traitement. Il faut d'abord être persuadé d'une chose; c'est que très souvent la nature triomphe seule de la maladie; ce fait se remarque tous les jours dans les campagnes où cette affection présente plus souvent que dans les grandes villes un caractère de bénignité. Partant de ce fait, il est important de laisser agir la nature et de s'abstenir de tourmenter les animaux, toutes les fois que la maladie paraît susceptible de parcourir régulièrement ses périodes. Seulement il faut de toute nécessité mettre les malades à une diète plus ou moins absolue, à l'usage des soupes maigres et du laitage, les loger proprement et chaudement, et suivre les conseils de Chabert, lorsqu'il y a un écoulement de mucus par les naseaux, c'est-à-dire faire dans ces cavités des injections émollientes, dans le but de diminuer l'inflammation de la pituitaire; s'il se développe une fièvre de réaction un peu forte, une ou plusieurs saignées générales les feront facilement disparaître; si, au contraire, l'affection paraît marcher avec langueur, un séton au cou et un purgatif, composé de sirop de Nerprun, pourront opérer une réaction salutaire. Voilà le traitement de l'affection, considérée dans son état de bénignité ; maintenant, lorsqu'il survient des complications, il faut de toute nécessité apporter à ce traitement des modifications qui doivent varier suivant l'aspect de la maladie, et suivant les altérations dont on soupçonne ou dont on reconnaît l'existence. Il faut en un mot faire la médecine des symptômes, qui est ici la seule convenable. Ainsi lorsqu'il survient une gastrite, ce qui se reconnaît à l'état de la langue, aux nausées, aux vomissements, etc., il est nécessaire d'appliquer des sangsues en arrière de l'appendice siphoïde du sternum, de mettre l'animal à une diète absolue, et insister sur les breuvages adoucissants, faits avec la décoction d'orge, édulcorée avec du miel ; s'il y a en même temps inflammation intestinale, les sangsues sur l'abdomen et les breuvages émollients sont toujours indiqués ; mais il faut y ajouter des lavements adoucissants, dont la composition varie selon la nature des excréments et la douleur plus ou moins forte que paraît éprouver l'animal. Lorsqu'il y a bronchite ou pneumonie, ce qui se reconnaît à la toux, à l'auscultation, etc., on administre les breuvages miellés, et on insiste, au besoin, sur les saignées générales ; dans toutes ces circonstances, on évite l'emploi des sétons pendant la durée de l'acuité de la maladie, et on n'y a recours que lorsque la période inflammatoire est passée. La complication d'ophthalmie simple nécessite l'usage de collyres, astringents d'abord, puis émollients et narcotiques, si l'ophthalmie ne cède pas aux premiers, lorsqu'il se développe des taies ulcéreuses sur la cornée, il est urgent de recourir aux collyres secs. On peut préparer un collyre de cette nature en faisant un mélange à parties égales d'oxyde de zinc, de sucre candi et de calomel, et réduisant le tout en une poudre impalpable, dont on insuffle matin et soir, à l'aide d'un tuyau de plume, une pincee entre le globe de l'œil et les paupières ; un séton derrière les oreilles, si l'état général en permet l'emploi, peut très bien seconder l'effet de ce traitement.

Les convulsions, les spasmes, les attaques épilepti-formes réclament l'administration de médicaments anti-spasmodiques, tels que le camphre, l'assa-fœtida, la gomme ammoniaque donnés en bols que l'on fait avaler à l'animal en les lui jetant dans l'arrière-bouche, les breuvages faits avec la décoction de valériane, et quant aux complications de paraplégie et de danse de Saint-Guy, elles rendent la maladie incurable. On comprendra, sans qu'il soit nécessaire de le dire, que s'il survient des abcès ou de la gale, il faut ouvrir et panser les premiers, et traiter la seconde à la manière accoutumée.

Maladies de la gueule.

Les chiens ont quelquefois au palais, aux gencives et sur la langue de petits ulcères qui les empêchent de manger ou de téter s'ils ne sont pas encore sevrés. Ces ulcères ont beaucoup d'analogie avec les aphtes auxquels les enfants sont sujets. Dès qu'on s'apercevra qu'un chien en est attaqué, on lui ouvrira la gueule, et l'on frottera les endroits affectés avec un mélange composé d'une cuillerée de miel et de quatre cuillerées de fort vinaigre. On renouvellera cette opération trois fois par jour jusqu'à ce que le chien soit guéri.

Gale.

Il y a deux espèces de gale, la gale commune et la gale grave. La seule différence qui les distingue c'est que cette dernière est accompagnée de la dépilation et du gonflement de la partie qui en est le siége.

Ces deux espèces de gale se traitent de la même manière : on commence par tondre la partie envahie, et on la frotte, trois jours de suite, avec une pommade composée de trois onces de sain-doux et d'une once et demie d'huile de thérébenthine. Au bout de cinq à six jours, on enlève cette pommade avec de l'eau tiède et du savon noir, et on la renouvelle si la gale n'est pas encore passée. Ce remède, fort simple et peu dispendieux, a complétement réussi toutes les fois qu'on a eu l'occasion d'y recourir.

Il est bon de joindre à l'application de cette pommade un traitement interne dans le but d'épurer le sang.

Léthargie.

La léthargie, chez les chiens, provient ordinairement de la faiblesse des nerfs. Des bains fréquents et de l'exercice au grand air sont les seuls remèdes à employer en pareil cas.

Toux.

La toux peut être la suite d'une inflammation du poumon négligée ou mal guérie. Si les humeurs arrêtées dans ce viscère y ont occasionné des indurations ou même des abcès, elle est alors incurable; mais si les vaisseaux seuls sont engorgés, on peut résoudre les humeurs et guérir la toux.

Hernies.

Les petits intestins de ces animaux forment ordinairement la tumeur.

On guérit facilement leurs hernies par la ligature du sac herniaire, après qu'on a fait rentrer soigneusement dans l'abdomen les parties qui y étaient contenues. Un artiste doit faire cette opération qui, au reste, est très facile.

Le chien est sujet à l'hernie inguinale, mais il est beaucoup plus exposé à l'hernie ombicale ce genre d'hernie est plus fréquent dans le chat que dans les autres animaux domestiques.

Manière de débarrasser les chiens des puces.

Pour chasser les puces et autres insectes qui peuvent tourmenter les chiens, faites bouillir une once de coloquinte dans un quart de litre d'eau, et lavez-en l'animal. On peut remplacer la coloquinte par du brou de noix, mais il faut alors laver le chien à plusieurs reprises.

LAPINS. — Ils acquièrent la contagion du claveau, et un grand nombre d'entre eux périt de cette maladie. Les lapins de clapier sont à l'abri de cette maladie, mais ceux de garenne y sont sujets quand des moutons malades viennent manger autour de leur retraite. Une fois que la garenne est infectée, il n'y a d'autre moyen de mitiger la mortalité que de leur fournir de l'oseille dans les environs de leurs trous, et de leur donner de l'eau nitrée dont ils feront leur boisson, de préférence, quand on la mettra près de leurs terriers.

—

MALADIES DE LA VOLAILLE.

Rarement les volatiles, lorsqu'ils sont bien soignés, se trouvent sujets à des maladies ; cependant les plus communes chez eux sont le *bouton*, la *pépie*, la *dyssenterie*.

On guérit le bouton, qui est une petite tumeur sur le croupion, en le coupant avec précaution, et en frottant ensuite la plaie avec du vinaigre. Mais comme l'animal reste longtemps malade, et qu'il y aurait risque, si l'opération avait été mal faite, qu'il infectât les autres, il est plus prudent de sacrifier tout simplement les individus atteints. — La pépie se manifeste par la pâleur de la crète et le refus que l'animal fait de manger, elle consiste en une pellicule blanche ou jaune qui entoure le bout de la langue et qu'on enlève avec une forte épingle ou des ciseaux bien pointus. On lave ensuite la langue avec du vinaigre, on fait boire à la poule un peu de vin, et on lui donne pendant quatre ou cinq jours une pâtée de son, de pain et de lait caillé, et pour boisson de l'eau dans laquelle on met tremper de la graine de melon et de concombre. — Pour le flux de ventre ou la dyssenterie, il faut leur faire boire un peu de vin chaud, où l'on aura fait bouillir de la pelure de coing, et une nourriture sèche et légèrement astringente, ou simplement de l'orge ; l'excès contraire, c'est-à-dire la constipation, se guérit en donnant du pain trempé dans du bouillon de tripes ou de l'écume de pot, à laquelle on ajoute un peu de farine de seigle avec la laitue hachée bien menu ; on fait bouillir le tout ensemble. Si le mal s'opiniâtre, on fait délayer un peu de manne et l'on y fait tremper du pain.

Les *taies* ou *cataractes*, la *vermine*, la *gale*, l'*abcès*, la *phthisie* et la *fracture de la jambe* sont encore autant d'accidents qui peuvent atteindre les poules.

Pour les taies sur les yeux, qui sont causées par le grand froid, il faut donner aux poules de la poire hachée bien menue dans du son de seigle et un peu de millet. — Pour la vermine, on la frotte de beurre, et on la lave dans l'eau, après y avoir fait bouillir du cumin, ou dissoudre du savon. — Lorsqu'elles ont la *gale*, on les rafraîchit avec des bettes et des choux hachés menus et mêlés à du son détrempé. — Pour la *goutte*, on leur graisse les pieds et les jambes de graisse de poule ou, à son défaut, de beurre frais, en tenant, pendant quelques jours, les poules malades dans un endroit chaud. — Pour l'*abcès* au *croupion*, on le fend avec des ciseaux, et on le rafraîchit de même que pour la gale. — Si les poules deviennent étiques, il n'y a point de remède quand la phthisie est formée; mais on peut la prévenir en leur donnant de l'orge bouillie avec de la poirée. — Pour la *fracture à la jambe*, enfin, il faut la mettre sous la mue avec une bonne nourriture et bonne eau, sans leur laisser aucun bâton pour se percher, et placer autour des fragments fracturés un petit appareil propre à les maintenir dans leur état naturel.

Le froid est une des principales causes des maladies des poules; pendant leur traitement, elles doivent être séparées et soignées dans un *poulailler* spécial.

MALADIES DES ANIMAUX.

NOTIONS PRÉLIMINAIRES.

Les maladies des animaux sont plus simples que celles de l'espèce humaine. On y remarque rarement des complications morales; la crainte de l'avenir n'agit pas sur eux. Enfin, l'intérêt des propriétaires, éloignant les animaux défectueux ou maladifs de la reproduction, on voit moins de ces tempéraments radicalement vicux et dont les humeurs portent dès la naissance les germes de la destruction. On peut donc par fois faire en médecine vétérinaire ce qui serait peut-être trop dangereux en médecine humaine. Ce n'est pas que l'art vétérinaire soit sans difficulté. Les animaux ne nous offrent pas les secours du langage pour aider notre diagnostic; aussi est-on souvent frappé, dans l'exercice de cet art, d'une soudaineté d'invasion qu'on ne remarque pas chez l'homme. C'est que l'animal ne se plaint pas sans être accablé du mal, et qu'il succombe au moment où on le reconnaît malade. Cependant le défaut de la parole, tout fâcheux qu'il est, ne laisse pas d'avoir quelque avantage. Ainsi, l'on n'est jamais induit en erreur par de fausses indications, par des romans forgés dans l'imagination ardente des malades. Une autre difficulté de cet art, c'est la promptitude que l'on exige dans les guérisons. Nous traitons les animaux par intérêt plutôt que par compassion; dès lors on calcule si la nourriture et les soins donnés à l'animal pendant sa maladie, n'absorbent pas sa valeur. Malgré tous ces inconvénients, l'art vétérinaire conserve un grand avantage sur la médecine, en ce que celle-ci ne peut être qu'une science d'observation, et que le médecin doit attendre le fait pour le reconnaître, le décrire et l'ajouter à la science ; tandis que l'art vétérinaire peut être une science expérimentale, et que le vétérinaire n'est pas toujours réduit à attendre le fait, mais aussi, sans manquer à la morale, peut souvent le faire naître, sous telles circonstances qu'il désire.

PATHOLOGIE GÉNÉRALE.

La pathologie est cette partie de la médecine qui s'occupe de la connaissance des maladies, sous le rapport des causes qui les font naître, des symptômes qui les caractérisent, du siége qu'elles occupent, des lésions qu'elles apportent dans la texture des organes, de leur traitement préservatif et curatif. On la divise en générale et spéciale.

La première généralise nos idées sur les maladies et nous apprend à distinguer le caractère saillant qui accompagne la même affection dans toutes les races d'animaux ; ce qui, par conséquent, la caractérise.

La seconde comprend également toutes les maladies, mais elle étudie les symptômes les plus saillants qui peuvent achever de peindre chaque affection, et les principaux traits qui servent à la distinguer de toutes les autres.

Causes des maladies. — Les causes des maladies existent partout ; les choses les plus nécessaires à l'existence, comme l'air qu'on respire, les aliments, les boissons, etc., peuvent devenir les agents des maux qui frappent les êtres vivants.

Phénomènes précurseurs. — Tous les phénomènes qui se présentent depuis l'instant où les fonctiens ne s'exécutent plus comme dans l'état de santé jusqu'à celui où la maladie commence, se désignent sous le nom de signes *précurseurs*.

Voici quels sont ceux qui se montrent le plus communément, avant le développement des maladies aiguës :

Phénomènes précurseurs des maladies.

Démarche languissante ; — diminution progressive de l'embonpoint et perte de l'appétit ; — bouche chaude ; — langue sèche, ou rouge ; — soif vive ; — bâillements ; — excrétion de matières fécales irrégulières ; — urine rouge ou pâle ; — l'animal bat des flancs ; — il a difficulté de respirer ; — inégale distribution de la chaleur ; — le battement de cœur ou des artères est lent ou vif ; — vue triste et hagarde ; — marche chancelante.

Signes qui peuvent faire craindre l'issue funeste d'une maladie.

Lorsque l'animal chancelle sur ses jambes ; — qu'il regarde fixement son flanc ou sa poitrine ; — qu'il hésite à se coucher ; — qu'il tombe comme lourdement et se relève de temps en temps ; — qu'il s'appuie sur sa mangeoire ou qu'il pousse le mur ; — que la mousse sort de la bouche et des narines ; — que l'œil est tourné de manière qu'on voit beaucoup de blanc ; — qu'il jette par le nez une matière sanguinolente et quelquefois brune, comme un pus de mauvaise qualité ; — qu'il rend par le rectum des matières glaireuses, sanguinolentes et fétides ; — qu'il se relève et recouche en regardant ses reins; — la prostration. — Les signes favorables sont tous ceux qui se rapprochent le plus de l'état normal de la fonction.

Diagnostic des maladies. — Le diagnostic a pour objet la distinction des maladies. Distinguer une maladie, c'est la reconnaître toutes les fois qu'elle existe, quelle que soit son obscurité: c'est aussi constater qu'elle n'existe pas toutes les fois que d'autres maladies se présentent avec des symptômes qui ressemblent aux vieux.

Pronostic des maladies. — Le pronostic est le jugement que l'on porte d'avance sur les changements qui doivent survenir pendant le cours d'une maladie. Le pronostic ne consiste pas seulement à annoncer que telle maladie fera ou ne fera pas succomber le malade : il conduit encore à reconnaître, parmi les affections qui ne doivent pas entraîner la mort, celles qui se termineront par le rétablissement complet de la santé; celles qui resteront stationnaires; celles qui augmenteront ou diminueront par degrés pendant tout le cours de la maladie, à des époques qu'il est quelquefois possible de déterminer.

Du pouls.

Chaque contraction du cœur chasse avec force le sang dans les artères. Chaque afflux de sang, rencontrant dans les artères le sang que l'effort précédent y a poussé, agit latéralement contre les parois de l'artère, et leur fait subir une dilatation; de plus, et cet effet est bien plus apparent, il agit en redressant l'artère et en l'étendant, et enfin en la déplaçant un peu : chacun de ces efforts est ce que l'on appelle *pulsation*. Ce phénomène prend le nom de *pouls*.

Le nombre, la force, la fréquence, l'extension de ces dilatations peut donc faire juger de l'état de la circulation; et cette fonction étant une des plus importantes de celles qui constituent la vie, son état jette un grand jour sur l'état des autres fonctions qui lui sont, la plupart, si intimement liées, qu'elles ne pourraient subir de dérangement, sans en causer dans les organes circulatoires.

Le pouls est le plus souvent un bon guide, quand on compare son état dans la maladie avec ce qu'il était dans l'état de santé dans un même animal; mais il varie beaucoup, non seulement d'une espèce à l'autre, mais encore d'un individu à l'autre.

Tel individu a habituellement un pouls fort développé et que le médecin pourra juger maladif, tandis qu'il est naturel à l'animal; tel autre l'a toujours débile. C'est ainsi que ce signe peut devenir douteux dans certains cas pour ceux qui n'ont pas suivi individuellement chaque animal. Mais ces aberrations sont moins sensibles dans les animaux que dans l'espèce humaine. Une longue habitude indique avec assez de précision au vétérinaire ce qu'il doit conclure du pouls d'un animal qu'il voit pour la première fois.

On doit apprécier dans le pouls, 1° sa force, 2° sa plénitude, 3° sa régularité, 4° son irrégularité, 5° sa vitesse.

1° *Force du pouls*. En jugeant de la force du pouls, on peut le trouver dans deux états différents : 1° *dur*, quand il heurte avec force le doigt qui le comprime; 2° *mou*. Ce pouls faiblit sous le doigt, et, quand il est pressé, il ne laisse même plus sentir de pulsation,

2° *Plénitude du pouls.* 1° *Pouls plein.* Quand on sent le diamètre de l'artère bien rempli, bien développé. Le pouls plein peut être mou, et alors il n'annonce qu'un état pléthorique sans réaction des solides (inflammation fausse). 2° *Pouls petit.* C'est celui où le diamètre de l'artère augmente peu, semble raptissé, et où il y a peu de déplacement.

3° *Régularité du pouls.* 1° *Pouls régulier*, quand chaque pulsation dure le même temps que la précédente et la suivante, et qu'elles se succèdent après le même espace de temps. 2° *Pouls dicrote,* quand, après deux pulsations vives, il survient une pulsation lente et molle.

3° *Pouls intermittent,* quand, après un certain nombre de pulsations, l'artère cesse de battre pendant un moment, et recommence ensuite pour un certain nombre de pulsations, suivies d'un nouveau repos. 4° *Pouls accléré*, quand les pulsations se pressent. 5° *Pouls retardé*, quand les pulsations deviennent toujours moins fréquentes.

Nota. Ces deux dernières espèces de pouls sont ordinairement *intermittentes*.

4° *Pouls irrégulier*, quand les pulsations se pressent ou se retardent sans aucune règle.

5° *Vitesse du pouls.* 1° *Pouls fréquent,* celui dont les pulsations se succèdent plus vite que dans l'état naturel. 2° *Pouls vite*, quand la durée de la pulsation elle-même est petite.

Il faut donc bien distinguer le pouls vite du pouls fréquent.

6°. *Pouls lent,* celui dont les pulsations sont moins pressées que dans l'état naturel.

Les dans les jeunes animaux et elles deviennent toujours plus lentes à mesure que l'animal avance en âge.

Suivant l'espèce de l'animal, le nombre des pulsations par minute est de :

Poulain.	65	pulsations.
Cheval de 3 ans. . . .	55	
—— de 5 ans. . . .	48	
Vieux cheval.	30	

Nous ajouterons ici quelques aphorismes généraux sur les conclusions que l'on peut tirer de l'état du pouls de l'animal.

1° Le pouls plein, dur et lent annonce les inflammations des organes éloignés du centre de la circulation et de la respiration, et de l'organe cérébral. 2° Le pouls plein, dur et vite accompagne ordinairement les inflammations du cerveau, et d'autres inflammations. 3° Mais dans les inflammations fausses de cet organe, ou dans les dépôts du crâne, le pouls est petit et lent. 4° Le pouls fréquent, mou et vite annonce la faiblesse, et, si ces qualités sont poussées bien loin, la mort prochaine. 5° Le pouls plein et mou annonce les inflammations fausses. 6° Le pouls petit et dur, accompagné de force dans la vibration du cœur, annonce l'inflammation des organes thoraciques. 7° Le pouls très petit (semblable à un fil), qui ne bat plus que par petits mouvements convulsifs, annonce une mort prochaine. 8° Le pouls très faible et intermittent est aussi fatal. 9° Le pouls irrégulier, tantôt fort, tantôt mou, tantôt pressé, tantôt lent, annonce les fièvres malignes et contagieuses. 10° Dans les inflammations des organes éloignés du cœur, le pouls est régulier. 11° Il est irrégulier dans les asthénies et dans les inflammations des organes voisins du cœur; quand l'irrégularité augmente dans les fièvres, c'est une annonce de danger.

Manière de tâter le pouls.

Il faut s'approcher de l'animal sans l'effrayer, ce qui accélérerait le mouvement du pouls; il faut choisir le moment où il est en repos et où il a achevé sa digestion.

Dans l'animal, on tâte le pouls au rameau de l'artère sous maxillaire (ou maxillaire interne), qui passe le long de la face interne de l'os de la mâchoire inférieure. On peut aussi le tâter à l'artère temporale qui passe au devant de l'oreille. On a conseillé aussi de le tâter sous la queue où passe l'artère coccygienne.

NOMENCLATURE DES MALADIES.

1° *Toux chronique.* — Toux qui se prolonge au delà du terme d'un rhume ordinaire et sans fièvre.

Les rhumes, la phthisie, l'angine, la gourme, etc., ne peuvent être confondus avec la toux chronique, toutes ces maladies étant accompagnées de fièvres inflammatoires ou de fièvres lentes nerveuses.

La toux chronique peut tenir à différents principes, 1° à un état de spasme des organes respiratoires. La toux est vive, par quintes ou accès plus ou moins longs, après lesquels il y a un moment de repos. Quelquefois cette maladie accompagne l'asthme, d'autres fois elle n'est qu'un symptôme d'embarras gastrique; enfin elle peut exister isolée. Elle n'est accompagnée d'aucune excrétion considérable de matière. Cette toux devient très alarmante si elle continue longtemps; elle conduit alors l'animal à la phthisie.

2° *Toux pituiteuse.* — Cette toux provient d'un état de laxité des organes pulmonaires et de la trachée-artère qui secrète une grande abondance de mucus, laquelle gêne la respiration et agace le larynx. Elle est rarement dangereuse, et dure ainsi quelquefois toute la vie de l'animal. Mais d'autres fois elle est suivie de la pousse ou accompagnée d'asthme.

3° *Toux stomachale.* — Elle tient uniquement à des embarras gastriques. Elle devient dangereuse en proportion du désordre de l'estomac.

Cure. — 1° *Toux nerveuse.* — On purgera l'animal avec le n° 23 pour s'assurer de l'état de l'estomac.

Si le pouls est fort, les veines des yeux infiltrées de sang, on le saignera; on lui donnera le breuvage mucilagineux n° 40; et si la toux ne cédait pas encore, on emploierait le n° 35 et les bains de rivière. Enfin, on reviendrait à la purgation. Mais si l'ensemble de la constitution est peu vigoureux, on fera succéder à la première purgation le bol anti-spasmodique n° 36, alterné avec le stomachique n° 58, donnés l'un le matin et l'autre le soir.

2° *Toux pituiteuse.* — On donne à l'animal le bol béchique incisif n° 29. Mais il est difficile d'obtenir une guérison complète.

3° *Toux stomachale.* — On emploie les purgatifs.

Faim canine. — Faim désordonnée, qui porte

l'animal à engloutir plus de nourriture qu'il n'en prend communément.

Causes. — Toutes les causes qui affaiblissent le ressort de l'estomac, les indigestions fréquentes, les nourritures aqueuses, les boissons de mauvaise qualité, les habitations malsaines, peuvent causer cette maladie; les sucs gastriques viciés irritent sans cesse les parois de l'estomac et causent la faim canine.

Mais elle dépend aussi souvent de la présence de *vers* dans le tube intestinal, dont elle est un des symptômes.

Constipation.—L'animal rend avec difficulté les matières fécales, et, quand il y parvient, elles sont dures et peu abondantes.

Cette maladie peut tenir à plusieurs causes.

1° *Constipation par causes inflammatoires.* — La diète, les breuvages émollients, les lavements et surtout les laxatifs, comme le jus de pruneaux, sont recommandés.

2° Constipation par causes qui affaiblissent le canal intestinal, dont le mouvement péristaltique cesse ou diminue.

Colique-tranchées. — C'est une violente douleur des intestins que l'animal témoigne par son agitation; il se couche, se lève, rapproche ses extrémités sous le ventre, regarde son flanc; le mouvement de cette partie est pressé.

Aussitôt qu'on remarque ces symptômes, on doit tirer deux livres de sang de la veine jugulaire, faire cuire deux bonnes poignées de camomille dans un litre d'eau, laisser refroidir la décoction, la décanter, mêler avec le liquide une demi-livre d'huile de lin, et faire prendre cette potion à l'animal malade.

On fera bien d'ajouter à ce médicament une

demi-once d'assa-fœtida dissoute dans de l'eau bouillante, et autant de sel de nitre.

Pendant qu'on prépare cette potion, il faut, après avoir coupé ses ongles s'ils sont trop longs, introduire le bras, frotté d'huile de lin, aussi avant qu'on le pourra dans le boyau culier, pour extraire les excréments; faire cuire dans quatre litres d'eau trois poignées de fleurs de camomille et autant de feuilles de mauve; décanter; et, lorsque le liquide sera encore un peu plus que tiède, en verser trois quarts de litre dans une seringue avec une once d'huile de lin pour donner un lavement à l'animal. Deux gros d'assa-fœtida dissous dans de l'eau bouillante, ou un gros de camphre, ajoutent à l'efficacité de ce remède.

Si les tranchées ne disparaissent pas après le premier emploi des médicaments indiqués, on donnera un lavement toutes les demi-heures et une potion toutes les deux heures.

Quand on ne peut pas donner de lavement, il faut introduire aussi avant que possible dans le boyau culier, préalablement nettoyé, un morceau de savon frais ayant la grosseur et la forme d'un œuf, frotté d'huile de lin et saupoudré de sel, et, toutes les fois qu'il aura été repoussé par les excréments, le réintroduire après l'avoir huilé et salé de nouveau.

Si ce laxatif ne produisait pas d'effet, il faudrait polir et vider une branche de sureau de l'épaisseur du doigt et longue de dix-huit pouces, fixer à l'un des bouts une tête de pipe remplie de tabac allumé, et mettre l'autre extrémité dans le boyau culier. L'irritation produite par la fumée fait cesser la constipation. Si elle n'entre pas d'elle-même, on la soufflera dans le tuyau avec la bouche, et l'on enlèvera les excréments à mesure qu'ils s'approcheront du fondement.

Les tranchées sont quelquefois produites par diarrhée : on s'en tient alors à la potion de omille.

es tumeurs. — On appelle tumeur toute ence, tout accroissement contre nature se développe dans une partie quelconque corps.

Phlegmon. — On désigne sous ce nom l'inflammation du tissu cellulaire ou lamineux, qui se manifeste ordinairement après les violences extérieures, les coups, les chutes, les fractures, les déchirures ; la piqûre de quelques insectes, la morsure de certains animaux animés par la colère. Le phlegmon peut être aussi le résultat de causes internes, tels sont ceux, par exemple, qui proviennent pendant les gastro-entérites graves.

S'il y a chaleur, tension, douleur, c'est un signe de phlegmon ou tumeur inflammatoire : dans ce cas, on recourra aux fomentations émollientes avec mauve, guimauve, mouron ou décoction de graine de lin.

Si après trois, quatre ou cinq jours, la tumeur n'a pas diminué; il est à craindre qu'elle prenne un caractère plus grave. Si elle a cessé d'être sensible et qu'il y ait moins de chaleur et de tension, employez les fomentations résolutives, mais seulement lorsque la tumeur est chronique et que l'induration blanche commance à remplacer l'irritation capillaire sanguine.

PATHOLOGIE SPÉCIALE.

Abcès. — Les abcès s'annoncent ordinairement par une tumeur chaude, ronde et saillante, qui doit être frictionnée tous les jours avec de la graisse et du saindoux ou du beurre frais. Aussitôt qu'elle commence à devenir molle, on l'ouvre, sur le point qui cède à la pression du doigt, avec un bistouri, on en fait sortir le pus, on continue ensuite les frictions, et l'on a soin de ne pas laisser fermer l'ouverture avant que la guérison soit complète. Si le foyer purulent est profond, on emploiera les pointes de feu, et on pansera avec l'essence de thérébenthine. Il faut bien prendre garde de percer une tumeur inflammatoire qui tend à la suppuration, car la gangrène y survient aisément, principalement dans les parties glanduleuses, telles qu'aux parotides et sous la ganache; alors on interdira les pointes de feu.

Fièvres. —Trouble général de l'action vitale, dans lequel la force et la faiblesse de la circulation, la chaleur et le froid des téguments, le temps d'allégement et de redoublement de mal se succèdent.

Tels sont les caractères généraux auxquels on a rattaché un assez grand nombre de maladies qui ont des rapports, mais aussi des différences essentielles, tant dans leurs symptômes que dans leur gravité. Sans rechercher ni les causes physiologiques des phénomènes observés, de cette succession de chaleur et de froid, d'énergie et d'abattement, nous nous bornerons à éclairer la pratique par un abrégé de tout ce que l'on a écrit de mieux sur les fièvres des animaux.

Fièvre simple. — Les symptômes de la fièvre simple sont : frissons, perte d'appétit, air abattu, accélération du pouls et de la respiration; ardeur de la bouche et débilité; le cheval est ordinairement constipé et urine avec difficulté.

Si sa maladie ne dure qu'un jour, elle prend le nom *d'éphémère.*

Elle se termine ordinairement par l'apparition d'une inflammation locale ou d'un *phlegmon* ; quelquefois cette inflammation est interne et alors il survient des *pleurésies, péripneumonies, angines,* et dont cette fièvre n'était que l'annonce. La fièvre accompagne toutes les maladies inflammatoires étendues ou qui occupent des parties douées d'une grande sensibilité. Le plus souvent elle cesse avec les maladies qu'elle accompagne, ou si elle existe seule, elle se dissipe peu à peu. Mais si l'inflammation a été portée à un haut degré, et qu'on n'y ait point porté remède, on voit aussi survenir des infiltrations de phthisies, des gangrènes, enfin des diarrhées, qui causent la mort de l'animal.

Causes. — Les nourritures échauffantes, les écuries chaudes, mal aérées ; le pâturage ou les travaux à la grande chaleur du jour pendant l'été; les froids éprouvés à la sortie des écuries chaudes.

Le travail au grand soleil, les fatigues excessives, les arrêts de transpiration, la respiration du gaz acide carbonique, telles sont les causes de cette maladie.

La synoque peut durer

heures jusqu'à douze jours ; elle se change souvent en péripneumonie.

Il faut d'abord recourir à la saignée et faire usage, en outre, des purgatifs, parmi lesquels on préférera le tartre stibié, la gomme-gutte, l'aloés, le jalap, le sel cathartique amer, comme étant les plus actifs et les moins dispendieux.

La longueur de l'ouverture que l'on fera à la veine n'est pas indifférente; elle doit être très grande pour laisser échapper avec le sang la lymphe coagulable.

Quant aux doses des médicaments, quelle que soit la forme apparente des symptômes, les termes moyens, dans le commencement de la maladie, seront : quatre gros de tartre stibié ou de gomme-gutte, ou deux onces d'aloès succotrin, avec quatre onces de sel cathartique amer. Il est bien entendu que l'on augmentera ou que l'on diminuera les doses suivant que la diathèse fera des progrès ou qu'elle perdra de son intensité.

Lorsque la nature de la maladie est bien connue et que l'affection est grave, on peut, dès le principe, commencer par des doses même quadruples de celles précitées.

Fièvre putride ou *typhus*. — Les symptômes de cette maladie sont un pouls très dur, il bat de soixante-dix à cent battements à la minute comme s'il était vivement frappé par la vibration d'une corde, et en même temps on remarque une faiblesse ou petitesse tout à fait différente de l'accroissement graduel du pouls dans l'état de santé.

L'appétit, quoique diminué, n'est pas tout à fait perdu ; la surface intérieure de la paupière est rarement plus rouge qu'à l'ordinaire, sonvent moins qu'en santé, et l'animal ne semble pas souffrir. La saignée, dans ce cas, est extrêmement nuisible, mais on peut user d'un laxatif doux, à moins que les selles ne soient plus molles et plus abondantes qu'à l'ordinaire; si l'urine est insuffisante ou si elle ne s'évacue qu'avec difficulté, donnez un diurétique composé de camphre et de nitre.

Paralysie. — Privation de mouvement dans une ou plusieurs parties du corps.

La paralysie présente un pronostic d'autant plus fâcheux, qu'il y a moins de chaleur et de sensibilité. Quand la partie affectée est maigre, insensible et froide, la cure est ordinairement infructueuse; mais le pronostic est d'autant plus favorable, que la partie est moins étendue, moins essentielle, et que la paralysie tient à une affection locale que l'on peut atteindre avec l'instrument.

Si un vice local organique cause la paralysie, il faut lui opposer des moyens chirurgicaux, si cela est possible. Dans ce cas, on peut se promettre une guérison prompte; mais si l'on ne pouvait atteindre la lésion, on devrait se promettre peu de succès de l'emploi des moyens pharmaceutiques.

Gale. — La gale est une maladie cutanée, chronique, contagieuse, qui se manifeste par une éruption de pustules prurigineuses renfermant un insecte aptère nommé *acarus*.

Dans son principe, cette affection paraît locale; mais, si elle est négligée, elle occasionne l'inappétence, l'amaigrissement, des ulcères, des douleurs articulaires, la cachexie, l'hydropysie, des abcès, etc.; de sorte que, si d'abord on ne peut en triompher au moyen des topiques seuls, il n'en est pas de même quand elle est avancée dans son cours; il faut de plus, dans ce cas, avoir recours aux contre-stimulants.

Les topiques à préférer sont : l'onguent mercuriel, auquel on ajoute du soufre sublimé, et dont on fait des frictions partielles; la pommade oxygénée ; l'acide sulfurique étendu dans l'eau, préparation qui est presque généralement adoptée en ce moment, etc. Il existe une infinité d'autres moyens propres à tuer l'acare; mais il faut rejeter ceux qui sont trop compliqués, ou dont l'action est stimulante.

Quant aux moyens généraux, ce sont : la fleur de soufre, l'antimoine cru, la racine de *plumbago Europæ,* quelques purgatifs, etc. La saignée est rarement nécessaire.

Dartres. — Les pustules sont plus petites que dans la gale; la tumeur s'étend moins, mais semble bornée tout autour et régulièrement par une induration de la peau. Le pus fourni par les pustules se dessèche et prend aussitôt la forme farineuse. — Il faut éviter les saignées de peur de répercuter et employer l'huile de cane.

Erysipèle. — Inflammation du tissu de la peau, caractérisée par la rougeur, la chaleur, la douleur de la partie affectée, qui n'est pas bien circonscrite; la couleur disparaît sous le doigt, pour reparaître quand on cesse de comprimer (ce qui distingue l'érysipèle du phlegmon, dans lequel, d'ailleurs, la peau ne cède pas à la pression).

L'érysipèle cède souvent aux applications émollientes extérieures secondées par le régime s'il est intense.

Les saignées, le nitre, à la dose de 2 à 3 onces par jour, et les lotions d'eau distillée de laurier-cerise sont les moyens à l'aide desquels on obtient la résolution, qui est le mode de terminaison le plus avantageux.

Lorsque l'érysipèle dépend d'une autre maladie, au traitement local doit se joindre un autre traitement qui varie suivant la nature et l'affection principale. L'érysipèle ambulant se traite au moyen des vésicatoires, ce qui n'empêche pas toujours l'affection de s'étendre et faire du progrès malgré l'emploi de ce moyen.

Ebullition ou petits boutons par tout le corps. — Saignez l'animal, mettez-le à la diète et à l'eau blanche, et tenez-le dans une écurie d'une température modérée.

Otalgie, mal d'oreille, feu Saint-Antoine. — Inflammation de l'oreille, caractérisée par la sensibilité de l'animal quand on touche cette partie, la chaleur et la rigidité du cornet, la pulsation des artères qui y rampent.

Si le mal est violent, on pratique une saignée générale ou des scarifications aux veines qui entourent l'oreille ; on administre des lavements, un purgatif, on met au régime.

S'il se forme une tumeur, soit au dehors, soit à l'intérieur, on l'ouvrira dès qu'on commencera à y sentir quelque fluctuation ; on évacuera la sérosité qu'elle contient, et on détergera ensuite par le moyen d'injections.

Péripneumonie, courbature, mal de feu, mal d'Espagne. — Inflammation du poumon caractérisée par la respiration pénible, la toux, douleur et sensibilité médiocre aux côtés ; l'animal ne se couche pas.

Quand on a reconnu la péripneumonie, il faut recourir à un traitement des plus actifs.

Les abondantes saignées viennent en premier lieu, puis les purgatifs.

On substituera, avec avantage, aux drastiques, le kermès à la dose de deux onces par jour, données en quatre fois, ou jusqu'à trois onces de digitale, et infusion dans six bouteilles d'eau. Les sétons, les trochisques et les vésicatoires sont aussi très capables de coopérer à la guérison.

Catarrhe. — On a désigné sous ce nom les différentes inflammations des membranes muqueuses, qui sont annoncées par les signes suivants :

Les différents organes tapissés par des membranes muqueuses sont sujets aux catarrhes, et donnent occasion de diviser ce genre de maladie en plusieurs espèces selon le siége qu'il affecte. 1° Le catarrhe nasal, ou *rhume de cerveau*. 2° Les angines. 3° Le catarrhe bronchial, ou *rhume de poitrine*. 4° Le catarrhe intestinal, ou *dyssenterie*. 5° Le catarrhe des voies génito-urinaires, ou *gnorrhée*. 6° Le catarrhe de la conjonctive, ou *ophthalmie*. 7° Le catarrhe de l'estomac, assez fréquent dans le cheval.

Le traitement de ces diverses affections dépend du caractère d'*inflammation vraie ou fausse* qu'elles revêtent, et doit être approprié aux diverses nuances de maladies.

Pendant l'accès, on fera sur les reins des frictions sèches et d'alcool camphré. Pendant la période de santé on pourra mettre le feu sur les lombes.

Coryza ou refroidissement. — Cette maladie, communément nommée refroidissement, est une inflammation de la membrane pituitaire, accompagnée d'un écoulement aqueux,

queux, plus ou moins abondant, par les naux; elle est occasionnée par les arrêts de anspiration.

Les moyens dont il convient de faire usage sont : eau blanche nitrée à discrétion, décoction d'orge miellée en injections dans les naseaux, et, dans certains cas, quelques purgatifs.

Angine, *esquinancie*, et selon les espèces, *étranguillon*, *parotides*, *avives*, *croup*, etc. — Inflammation de la gorge et des parties environnantes, caractérisée par les signes suivants : la déglutition, surtout celle des liquides, et la respiration difficiles, tuméfaction douloureuse de la gorge.

Elle est dite pharyngée, quand elle affecte le pharinx; laryngée, quand c'est le larynx qui en est le siége, et parotidienne, quand la glande parotide est essentiellement malade. Dans l'angine pharyngée, il y a difficulté et quelquefois même impossibilité d'avaler, et la respiration reste libre; dans l'angine laryngée, la déglutition se fait bien, mais la respiration est gênée, accompagnée de râlement, de sifflement, de toux, et l'animal est exposé à la suffocation; enfin, dans l'angine parotidienne, la déglutition et la respiration sont plus libres que dans les deux cas precédents, et la glande parotide est tuméfiée. Ces différentes espèces d'angines sont accompagnées d'un flux nasal et d'une salivation abondantes.

Les causes de l'angine sont : les arrêts de transpiration, les courses rapides, la dentition les corps qui s'implantent dans les parois de l'œsophage au moment de la déglutition, etc.

Cette maladie pouvant intercepter le passage de l'air et des aliments, les secours doivent être prompts et les moyens énergiques. Aux contre-stimulants généraux, tels que les saignées, les boissons nitrées, les purgatifs, etc., il convient d'ajouter les bains locaux froids, et les gargarismes faits avec la décoction d'orge miellée. Quand le danger est imminent, il faut r courir à la trachéotomie, et si l'angine est occasionnée par un corps étranger implanté dans les parois de l'œsophage, on doit pratiquer l'œsophagotomie, afin de l'extraire.

Aphtes. — Petits ulcères superficiels, ronds ou irréguliers, qui couvrent les membranes de la bouche, et s'étendent quelquefois jusqu'au larynx. Leurs causes sont peu connues et difficiles à désigner.

Les aphtes simples, qui ne sont accompagnées d'aucune autre maladie, ne nécessitent ordinairement que le soin de choisir une nourriture de facile mastication, comme les bouillies de pain et de farine, et la précaution de faire des injections rafraîchissantes dans la bouche.

Si la fièvre inflammatoire prenait de l'intensité, ce qui arrive au moment ou l'écoulement commence quand il est précédé de beaucoup de chaleur dans la bouche, on mettrait l'animal au traitement prescrit à l'article *fièvre inflammatoire.*

Ophthalmie. — Inflammation de l'œil, caractérisée par sa rougeur, sa chaleur, sa sensibilité et sa tension.

On commencera d'abord par s'assurer qu'un corps étranger, introduit dans l'œil, n'est pas la cause de l'ophthalmie. Dans ce cas, elle guérit promptement aussitôt après l'extraction; et on la verrait persister opiniâtrement, malgré tous les remèdes, si on négligeait cette opération.

1° *Ophthalmie aiguë, inflammatoire.*

Si le mal est plus violent, on commencera par une saignée générale, et la mieux indiquée dans ce cas, est, sans doute, celle faite à l'artère temporale. On mettra l'animal au régime blanc n. 55 et aux boissons nitrées n. 4; on le purgera avec le n. 31; on lui donnera quelques lavements.

On bassinera d'abord l'œil avec des décoctions de mauve ou graine de lin froides, et on y appliquera un cataplasme de feuilles de mauve. Quand l'inflammation a un peu cédé on lui substitue les lotions n. 38, qui achèvent la cure.

On emploie aussi avec succès les sétons placés à l'encolure.

Pleurésie. — Inflammation des membranes qui entourent la cavité pectorale, caractérisée par la respiration pénible, la toux, la douleur et la sensibilité aux côtés de la poitrine.

Les boissons d'eau froide quand l'animal à très chaud, les transpirations arrêtées, causent beaucoup plus fréquemment la pleurésie que la péripneumonie.

Nous ne pouvons d'ailleurs que renvoyer ici à tout ce que nous avons dit à l'article *péripneumonie.*

La pléurésie se montre aussi sous forme asthénique, mais jamais sous la forme que nous avons appelée gangréneuse dans les vaches.

Hépatitis, mal de foie. — Inflammation du foie, caractérisée par la toux sèche, la sensibilité du côté droit vers les fausses-côtes, sur lesquelles l'animal ne se couche pas; la tension de ce même point, et sa chaleur.

On saignera l'animal; on réitérera la saignée

si la fièvre persiste; on lui donnera les boissons nitrées, n. 4.

On le purgera par le moyen des purgatifs salins n. 31.

On donnera aussi un grand nombre de lavements tempérants, n. 3.

La saignée des veines hémoroïdhales, par le moyen d'un grand nombre de sangsues, a produit un bon effet; à cause des relations intimes de ces veines avec le système sanguin du foie.

Après la résolution, on met l'animal à l'usage des boissons martiales, n. 34.

En cas qu'il survînt un abcès sensible au tact, on l'ouvrirait pour lui procurer une issue au dehors, et on injecterait avec le n. 17.

Néphritis, *mal de reins*. — Inflammation des reins, caractérisée par la chaleur et la grande sensibilité des lombes, la difficulté de mouvoir le train postérieur, sa vacillation, la suppression ou la petite quantité des urines; le pouls plein et dur.

On pratiquera une saignée abondante, elle sera réitérée jusqu'à ce que les symptômes inflammatoires aient diminué. On appliquera des linges imbibés d'eau de mauve ou d'eau froide sur les reins; on administrera de fréquents lavements n. 32, donnés froids. On donnera pour boisson le n. 22. On purgera avec le n. 6.

En cas de suppuration, on pourra donner à l'animal le breuvage n. 20; on favorisera la formation de l'abcès par les cataplasmes de mauve.

Bouche (inflammation de la) *Glossilis*. — L'intérieur de la bouche est chaud; il en découle une bave visqueuse, il y a tuméfaction et rougeur extrême des parties qu'elle contient (la langue, le palais, les gensives, ou chacune de ces parties séparément) ; refus d'aliments et pouls dur.

L'inflammation de la bouche et de ses parties se résout le plus souvent quand les remèdes sont appliqués à propos.

Les injections fréquentes et la saignée à la jugulaire, sont les premiers moyens que l'on emploiera dans l'inflammation vraie de la bouche ; on nourrit l'animal à la farine d'orge dans l'eau.

Si le mal passe en suppuration, on ouvrira les abcès de bonne heure. Les ampoules se perceront d'elles-mêmes. On injectera les abcès ouverts quand l'inflammation sera tombée avec l'eau aiguisée d'esprit de vin, et on aura soin de les tenir bien nettoyés de pus.

Hémorhragie nasale. Epistassés, saignement de nez. — Perte de sang par les naseaux sans fièvre continue.

Ce mal vient de cause externe ou interne.

Les coups, les contusions, les matières âcres introduites dans les naseaux, les coups de soleil, les courses violentes, etc. Les soins généraux sont les mêmes dans tous les cas. Mettre sur les naseaux des linges imbibés d'eau fraîche ; asperger les bourses et le fourreau, ou les mamelles, ainsi que les reins, avec la même liqueur, et les lotionner. Si le saignement de nez se prolonge, remplir exactement d'étoupes serrées le naseau par lequel il a lieu.

Hématurie. Pissement de sang.—Evacuation de sang par les voies urinaires, avec ou sans douleur momentanée, mais sans fièvre permanente.

Il faut s'assurer soigneusement que la maladie n'est point causée par un calcul, ce que les douleurs de l'animal témoignent toujours assez, quand le calcul a pris de la grosseur, ce qui néanmoins est obscur dans les premiers temps; cependant alors on peut encore juger de la présence du calcul par les douleurs que l'animal éprouve en urinant, et en ce que l'urine n'est teinte que légèrement de sang.

Dans les premiers temps, on emploiera tous les moyens qui peuvent calmer l'irritation locale et diviser les humeurs. Ainsi, l'animal sera mis au régime blanc n. 55.

On lui donnera chaque matin le breuvage acidule astringent n. 56. On appliquera des sétons derrière les cuisses. On a réussi par le moyen des sangsues à l'anus. On administrera fréquemment des lavements et on tiendra l'animal au repos.

Hémopthysie. — Perte de sang par la bouche avec toux, sans fièvre inflammatoire.

Cette maladie est la suite de disparition organique, de courses violentes, d'inflammations de poitrine, de mauvaise nourriture ou l'effet de l'épuisement complet.

On arrête momentanément l'hémoragie en faisant respirer à l'animal les vapeurs de vinaigre jeté sur une pelle de fer rouge.

Quant au traitement radical de la maladie, on emploiera les sétons passés à la partie postérieure de la cuisse, ou les vésicatoires placés sur la face intérieure des cuisses, et les lavements irritants n. 12, donnés assez fréquemment.

Intérieurement, le traitement sera réglé selon le cas.

Farcin, éléphantiasis, lèpre. — Tumeur dures, arrondies, profondes, douloureuses, qui se manifestent dans une partie du corps du cheval, où elles sont unies entre elles soit par une tuméfaction en forme de corde, soit par un engorgement étendu, sur lequel elles sont comme implantées.

Cette maladie ne peut être produite que par la contagion. L'opinion de ceux qui nient le caractère contagieux du farcin repose sur un trop petit nombre de faits pour mériter quelque confiance.

L'éruption qui accompagne souvent les grandes plaies, surtout celles du garrot, est due à l'absorption du pus et n'est pas farcineuse. Le farcin des membres, surtout des postérieurs, est le plus rebelle.

Le cheval affecté sera séparé des animaux sains et mis dans un lieu où il ne puisse communiquer avec eux.

On appliquera fortement et à plusieurs reprises le cautère actuel sur chacun des boutons, quand ils seront bien développés; quand l'escarrhe est tombée, on n'a ordinairement qu'un ulcère de bonne nature, que l'on traite comme nous l'avons indiqué au mot *ulcère*.

Quand aux tuméfactions œdémateuses qui existeraient pendant la suppuration, ou qui persisteraient après la cicatrisation des ulcères, on les traiterait comme nous l'avons conseillé à l'article *arnasarque*.

Les autres soins varient selon l'espèce de farcin que l'on a à traiter.

Une ou deux saignées, les sétons appliqués dans les parties charnues; les breuvages sudorifiques et l'exercice, sont les remèdes les plus efficaces.

Cataracte. — Opacité du crystallin, caractérisée ainsi qu'il suit. L'animal étant placé dans l'obsurité et l'observateur au jour, on aperçoit une tache grisâtre, jaunâtre, quelquefois noirâtre dans l'ouverture de la pupille.

Dans la cataracte commençante, on peut employer en topique quelques gouttes d'éther introduites dans l'œil, ou un peu d'onguent de styrax. Le séton à l'encolure. Intérieurement on donnera à l'animal l'extrait d'anémone des prés, tous les matins, si ces remèdes ne produisent pas l'effet attendu.

L'opération seule peut y remédier, et l'impossibilité d'obtenir des animaux l'immobilité nécessaire à une opération délicate dans un organe aussi sensible que l'œil, rend déjà l'opération très difficile.

Cornée (tache de la), *albugo*.—Tache blanche plus ou moins opaque qui survient à la cornée transparente.

Dans le début, traiter l'ophthalmie.

Si le mal est rebelle et que l'ophthalmie n'existe plus, on excite une inflammation locale sur la partie en touchant la tache avec un pinceau imbibé d'une solution de pierre infernale dans l'eau. Ensuite on lave la tache avec un pinceau plus gros trempé dans du lait. Les paupières doivent être retenues pendant cette opération. On réitère de temps en temps cette application.

Mais avant d'en venir là, on doit essayer l'amputation des vaisseaux gorgés de sang qui circulent dans l'intérieur de la tache, amputation qui, étant bien faite, est sans inconvénient.

Tétanos. Mal de cerf.—Contraction spasmodique des muscles d'une partie du corps : l'animal les tend et les raidit, et ne peut les mouvoir à volonté.

Les arrêts de transpiration, les blessures faites aux nerfs, même aux tendons, et les grandes opérations chirurgicales, sont les causes ordinaires de cette affection.

Le tétanos peut être accompagné de la diathèse du stimulus, comme de celle du contre-stimulus; néanmoins ce dernier cas est le plus fréquent.

Le traitement doit être approprié à la diathèse : les saignées et les contre-stimulants, quand la diathèse est celle du stimulus; le camphre à la dose de 4 gros à 1 once par jour, et les autres stimulants, lorsque la diathèse est celle du contre-stimulus.

Quand le tétanos est dû à la lésion d'un nerf, il faut commencer par couper complétement le nerf lésé, soit avec l'instrument tranchant, soit avec le cautère actuel; et comme ce tétanos est toujours accompagné de la diathèse du stimulus, on fera usage, en outre, des contre-stimulants.

Rage. Hydrophobie. — Impossibilité de la déglutition des liquides, accompagnée du desir de mordre.

Causes. La morsure d'un animal enragé, car la rage ne se développe jamais spontanément dans les solipèdes, ni dans les ruminants.

Cure. Au moment où la morsure a eu lieu, on la cautérise avec un fer chauffé à blanc ; on applique ensuite les vésicatoires sur la partie, et on y entretient pendant quelque temps une abondante suppuration.

On peut essayer de donner intérieurement matin et soir deux onces de poudre de mouron dans une petite quantité de miel. On peut porter la dose à trois onces, si la maladie augmente de gravité. Les uns admettent, les autres rejettent les effets de cette poudre. On prétend que l'alcali volatil a produit de bons effets dans cette maladie ; on donne le breuvage diaphorétique n° 25.

Quand la maladie s'est déclarée, on peut essayer, comme quelques personnes l'ont conseillé, les effets de vastes vésicatoires, établis sur toutes les parties du corps, mais principalement sur la gorge et l'encolure. On doit alors soutenir l'animal sur une large sangle, sans le suspendre ; car il ne peut plus se coucher.

Amaurose, goutte sereine. — Cécité, avec immobilité de la pupille qui conserve une égale dilatation au grand jour et dans l'obscurité ; les humeurs de l'œil sont claires et transparentes, et cet organe paraît jouir de la meilleure santé.

Cette maladie est très souvent incurable quand elle est ancienne et essentielle ; mais souvent aussi elle est très passagère, et n'est qu'un symptôme accidentel d'une indigestion, d'une plaie. Dans ce dernier cas, elle se guérit avec facilité et disparaît avec l'affection principale.

On cherche à remédier à l'amaurose nouvelle par des sétons à l'encolure, par l'insufflation dans les naseaux de poudres sternutatoires, par les vapeurs qui s'exhalent d'un flacon d'ammoniaque liquide, que l'on dirige dans l'œil, par l'application des sangsues à la conjective, s'il y a de l'engorgement sanguin, par les purgatifs.

Du diabetès ou flux immodéré d'urine. — L'une des principales causes de cette maladie est la transpiration arrêtée. Des breuvages chauds et de bonnes couvertures peuvent être d'une grande utilité pour la guérir. On y joindra l'usage du bol suivant :

Prenez : quinquina en poudre, deux onces; graine de paradis, deux onces, gentiane pulvérisée, trois onces; miel suffisamment pour six bols.

On en donnera un chaque matin, et l'on répetera le tout, s'il le faut : un peu d'exercice est salutaire, ainsi que de mettre les herbivores à la nourriture de lait et de farine ou de crouton et de leur donner pour boisson de l'eau martiale.

Polype. — Excroissance charnue, indolente, spongieuse qui se forme sur les membranes muqueuses, sous la forme d'un morceau de chair morte dans laquelle on aperçoit néanmoins des vaisseaux sanguins.

Un irritant quelconque appliqué sur la membranne affectée, tel que l'air chargé de parties alcalines; une blessure, une écorchure, un écoulement âcre par les naseaux, la morve, le vice des humeurs, en sont les causes ordinaires.

Si l'instrument tranchant peut l'atteindre, on le coupe exactement à sa base, et on y applique ensuite un bourdonnet imbibé d'eau de Rabel, pour arrêter l'hémorrhagie. Si le polype est trop profond pour que l'instrument tranchant puisse l'atteindre, on le saisit avec des pinces minces, on l'arrache en entier, et on arrête l'hémorrhagie par le moyen indiqué.

Crapaud, fic, teigne. — L'humeur du crapaud, qui désorganise les fibres de l'ongle, surtout aux environs de la fourchette et des quartiers, a la plus grande analogie avec celle des eaux aux jambes; la seule différence est qu'elle affecte deux siéges différents. Le traitement interne sera le même que celui prescrit pour cette maladie; le traitement local consistera à extirper le crapaud, opération qui doit être faite par un artiste.

Poireau, verrue. — Excroissance charnue recouverte de la peau qui devient d'un rouge foncé, et qui s'élève sur les différentes parties du corps, principalement sur celles qui sont dégarnies de poils, par suite d'une compression ou d'une lésion locale quelconque. D'autres fois ils naissent d'un vice interne, et alors ils sont très multipliés sur une même partie.

Quand la base des poireaux ou des verrues est grêle, on fait la ligature avec un fil de soie; on la resserre progressivement jusqu'à ce que le poireau tombe. Alors, on applique un bouton de feu sur la cicatrice pour en détruire la racine.

Mais si la base est large, on est obligé d'extirper la tumeur avec le bistouri, et d'appliquer ensuite le cautère actuel sur la plaie.

Cor. — Durillon provenant d'un froissement prolongé des harnais sur certains endroits du corps de l'animal : on se borne à creuser la portion des harnais qui doit poser sur eux, afin d'empêcher la continuation des frottements; différemment on opère l'enlèvement avec l'instrument tranchant, et l'on transforme ainsi la blessure en une plaie simple facile à guérir.

Kyste. — Sac ou cavité membraneuse, sans ouverture, qui se montre accidentellement dans l'intérieur des tissus, et renferme un liquide dont la nature et la composition présentent différentes variétés, telles que séreuses, muqueuses, cartilagineuses, osseuses, etc.

L'incision des kystes est indiquée quand on ne peut les guérir par l'absorption du fluide qu'ils contiennent ou lorsqu'on ne peut pratiquer leur extirpation, à cause de la place qu'ils occupent.

Vers ou *larves d'insectes*. — On peut soupçonner la présence des vers dans les cas de dégoûts obstinés, de faim canine, de maigreur extraordinaire et sans cause apparente, de refus ou aversion pour la boisson, de convulsions, de vertiges dont les accès se rapprochent progressivement; dans les cas d'arcure du dos, de raideur des poils, de coliques fréquentes, de tenesme. Tous ces symptômes divers doivent faire soupçonner la présence de vers dans les viscères ou dans le tube intestinal, mais ces soupçons ne seront confirmés, qu'autant qu'on trouvera des vers attachés au rectum de l'animal, ou qu'il les rendra dans ses excréments.

Le symptôme le plus ordinaire est celui d'une grande fièvre accompagnée d'une grande maigreur.

Les purgatifs sont tous ou presque tous vermifuges, mais il est un certain nombre de substances qui jouissent exclusivement de la propriété vermifuge; ce sont la *mousse de Corse*, la *coraline*, la *fougère mâle*, l'*écorce de grenadiers*, etc.

Lorsqu'on est parvenu à chasser ou à détruire les vers, il convient, pour en prévenir le retour, de relever le ton du tube digestif, par un régime convenabl

TABLE

DES MATIÈRES.

Considérations générales. 5
Entretien du bétail. 7
Nourriture du bétail 9
Des étables. 12
Du bœuf. 13
Du bouvier 14
Manière d'ateler les bœufs. 15
De la vache et du veau. 17
Amélioration de la race bovine. 20
Engraissement 22
Bêtes ovines. 25
Accouplement. 26
De l'âge des moutons 28
Du part des brebis. 29

Nourriture des moutons. 30

Produits des bêtes à laine. 34

Education des chèvres 37

Education des porcs. 39

Produits des porcs 43

Du coq et de la poule 46

Du dindon. 54

De l'oie 60

Du canard. 67

Du pigeon 71

De la pintade. 76

Du faisan. 76

Du paon 79

Du lapin. 82

Des chiens 84

Du chat 88

Maladies des bêtes à cornes, ... 91

Maladies des bêtes à laine 107

Maladies des chèvres. 117

Maladies des cochons 120

Maladies des chiens. 124

Maladies de la volaille 130

Maladies des animaux en général 132

Pathologie générale. 133

Nomenclature des maladies. 139

Pathologie spéciale 144

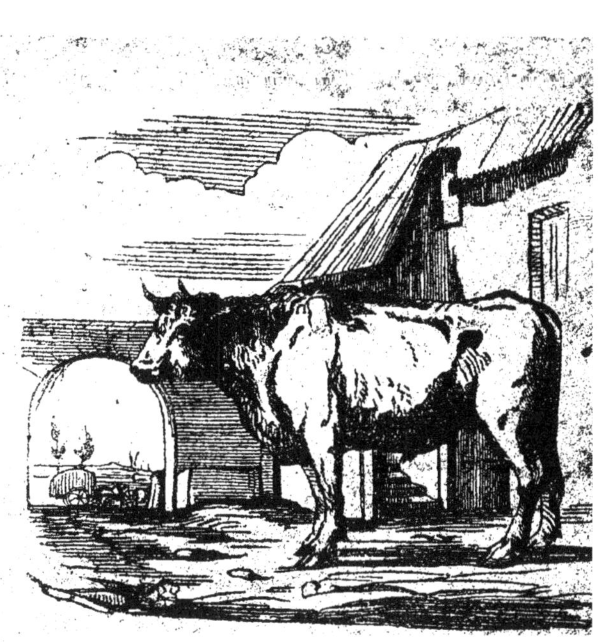

Paris. — Typographie de Gaittet et Cie, rue Gît-le-Cœur, 7.

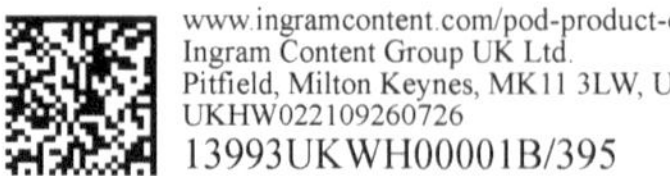
www.ingramcontent.com/pod-product-compliance
Ingram Content Group UK Ltd.
Pitfield, Milton Keynes, MK11 3LW, UK
UKHW022109260726
13993UKWH00001B/395

9 782329 443898